ÉLÉMENS
DE
L'ART VÉTÉRINAIRE.

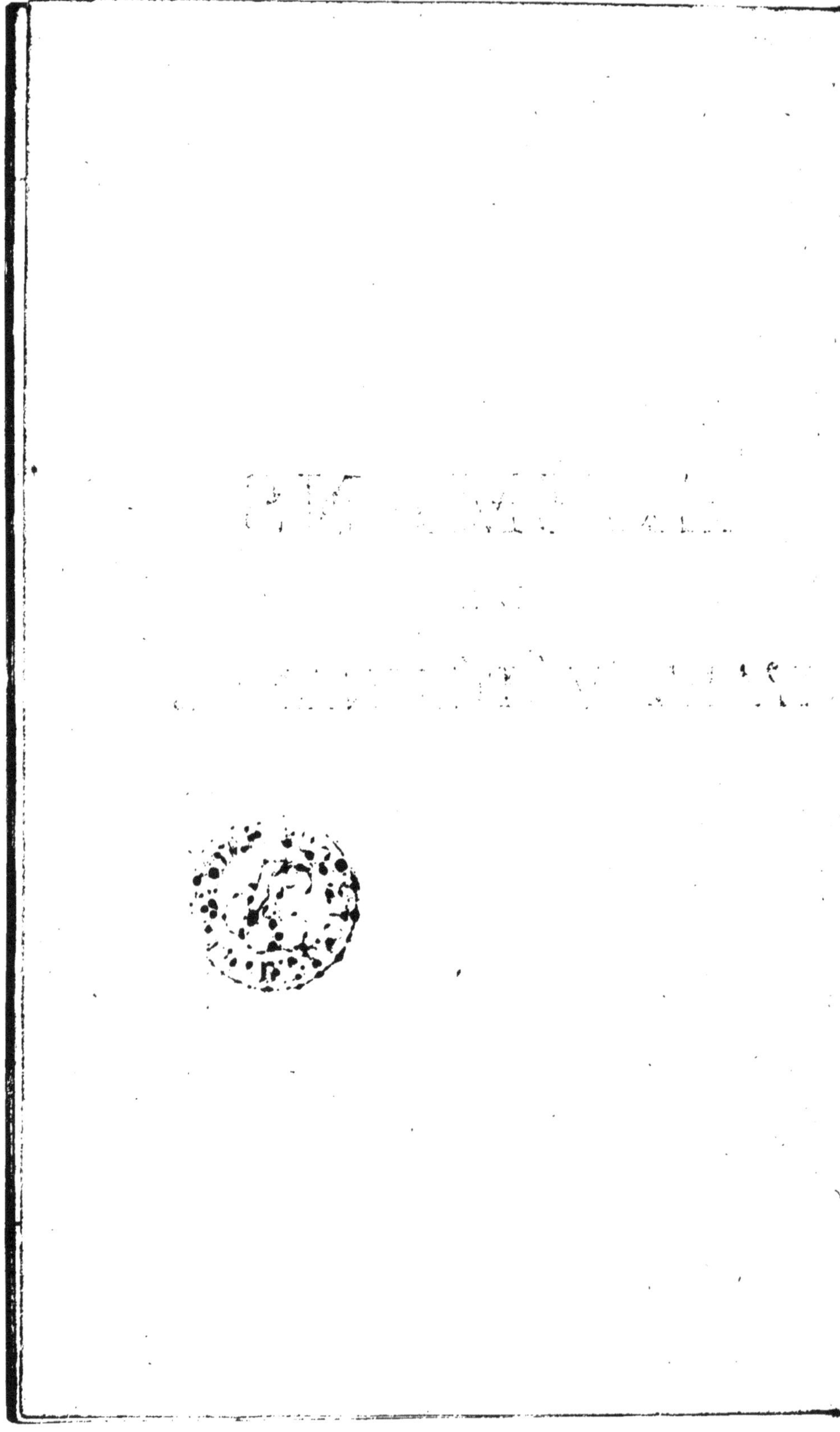

ÉLÉMENS
DE
L'ART VÉTÉRINAIRE.

De la conformation extérieure des Animaux ; des conſidérations auxquelles on doit s'arrêter dans le choix qu'on doit en faire ; des ſoins qu'ils exigent ; de leur multiplication, &c. &c.

Le tout à l'uſage des Elèves des Ecoles Royales Vétérinaires.

Par M. BOURGELAT, *Commiſſaire général des Haras du Royaume, Directeur & Inſpecteur général deſdites Ecoles, de l'Académie royale des Sciences & Belles-Lettres de Pruſſe, ci-devant Correſpondant de l'Académie royale des Sciences de France, &c.*

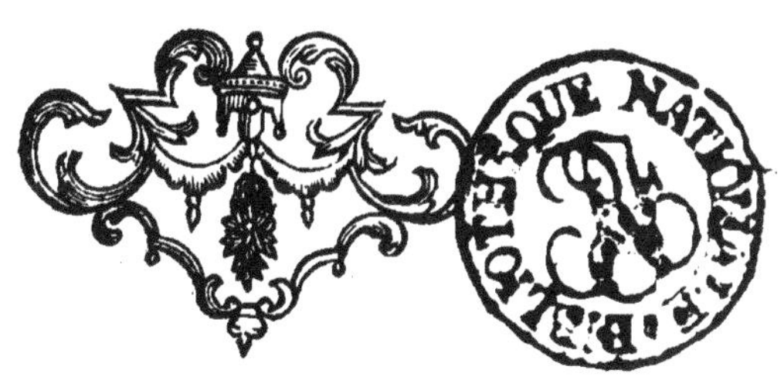

A PARIS,

Chez VALLAT-LA-CHAPELLE, Libraire, au Palais, ſur le Perron de la Sainte-Chapelle.

M. DCC. LXVIII.

AVEC PERMISSION.

ÉLÉMENS
DE L'ART
VÉTÉRINAIRE.

TRAITÉ

De la conformation extérieure du Cheval, des conſidérations auxquelles il importe de s'arrêter dans le choix qu'on doit en faire, des ſoins que cet animal exige, &c. &c.

A L'USAGE DES ÉLÉVES des Écoles Royales Vétérinaires de France.

Par M. BOURGELAT,

Directeur & Inſpecteur Général de ces Écoles, Commiſſaire Général des Haras du Royaume, de l'Académie Royale des Sciences & Belles-Lettres de Pruſſe, Honoraire de celle de gli Aniſtamici de Belluno, Correſpondant de l'Académie Royale des Sciences de France, &c.

SECONDE ÉDITION.

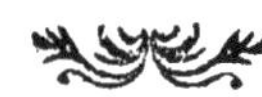

A PARIS,
Chez la Veuve VALLAT LA-CHAPELLE, Libraire au Palais, ſur le Perron de la Sainte Chapelle.

M. DCC. LXXV.

Avec Permiſſion & Privilége du Roi.

AVERTISSEMENT

DU LIBRAIRE.

CET OUVRAGE consacré dès le principe à l'instruction des Éléves des Écoles Royales Vetérinaires, nous a été demandé de toutes parts dans un tems où il ne nous étoit pas permis d'en changer la destination. Il a éte traduit, copié, critiqué même par ceux qui cherchoient à s'en approprier les principes, & il est devenu insensiblement public. La premiere Édition en a été épuisée, nous en donnons une seconde. L'accueil favorable qu'on a fait à la première, nous fait espérer que celle-ci ne sera pas moins bien reçue. Nous y avons donné tous nos soins; &, du reste, on ne pensera pas qu'il en est ici comme de la plûpart des productions de certains Auteurs dont les Éditions nouvelles & multipliees n'exigent, de la part du Libraire, que le changement du frontiſpice d'une année à l'autre.

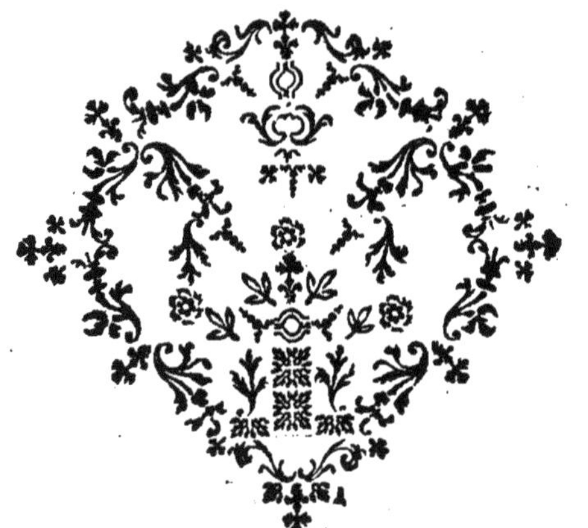

ÉLÉMENS DE L'ART VÉTÉRINAIRE.

PREMIERE PARTIE.

De la conformation extérieure du Cheval.

Division & définition des parties.

1. ON doit toujours se proposer un ordre dans la considération & dans l'examen de tout objet compliqué : Celui qui nous paroît le plus simple & le plus naturel à suivre pour parvenir à porter & à asseoir un jugement certain sur la belle ou défectueuse conformation du Cheval, résulte de la division de cet animal en trois parties. Ces trois parties seront *l'avant-main*, le *corps* proprement dit, & *l'arriere-main*.

On considerera,

1.° Dans *l'avant-main*, la tête, le col ou l'encolure, le garot, le poitrail, les épaules & les extrémités antérieures.

2.° Dans le *corps* proprement dit, le dos, les reins, les côtes, le ventre, les flancs, les parties de la génération dans le cheval, & les mammelles dans la jument.

3.° Dans l'*arriere-main*, la croupe, les hanches, les fesses, le grasset, les cuisses, les jarrets, les extrémités postérieures, l'anus ou le fondement, la queue & la nature dans la cavale.

2\. Mais cette division générale ne suffiroit point & ne suggéreroit que des idées encore trop vagues; il faut necessairement descendre à des subdivisions; ainsi nous dirons que la tête comprend,

1.° Les *oreilles*, ou ces deux parties cartilagineuses qui sont placées près de son sommet & qui forment un cône large & ouvert.

2.° Le *toupet*, ou cette portion de la crinière passant entre les deux oreilles, & tombant sur le front.

3.° Le *front*, ou la partie supérieure & antérieure qui est au-dessus des salieres, du chanfrein & des yeux.

4.° Les *tempes* vulgairement appellées *larmiers*, & qui répondent, ainsi que les *joues*, aux *tempes* & aux *joues* de l'homme.

5.° Les *salieres*, ou les enfoncemens plus ou moins profonds que l'on remarque au-dessus des sourcils.

6.° Les *sourcils* qui sont directement au-dessous des *salieres*, & au-dessus des yeux.

7.° Les *yeux* dont la situation est assez connue.

8.° Le *chanfrein*, ou la partie antérieure qui s'étend depuis les sourcils jusqu'aux naseaux.

9.° Les *naseaux* répondant aux ouvertures que dans l'homme on appelle les *narines*.

10.° Le *bout du nez*, ou la portion qui commence à l'endroit de la terminaison du *chanfrein*, & qui finit à la lèvre antérieure entre les deux naseaux.

11.° Les *lèvres*, ou les parties extérieures de la bouche; l'une antérieure répondant à la lèvre supérieure de l'homme, l'autre postérieure, répondant à la lèvre inférieure.

12.° Le *meriton*, ou cette élévation arrondie, placée précisément au-dessus de la lèvre postérieure.

13.° La *barbe* située un peu supérieurement à cette derniere partie, & directement à l'endroit de la symphise.

14.° Enfin la *ganache* formée proprement par l'os de la mâchoire postérieure. Il en résulte depuis le gosier jusques à la barbe, une espèce de canal qu'on nomine l'*auge*.

3. Il faut distinguer dans la seconde partie comprise dans l'*avant-main*, c'est-à-dire dans l'*encolure*, deux portions.

1.° La *supérieure* ou la *criniere* formée par les crins qui se montrent depuis la nuque jusques au garot.

2.° *L'inférieure*, vulgairement appellée le *gosier*, & qui embrasse une grande étendue du trajet de la trachée artere & de l'œsophage, avant l'introduction de ces canaux dans les cavités qui logent les viscères auxquels ils se rendent.

4. Le garot, ou la troisieme partie de l'*avant-main*, est cette portion elevée, & plus ou moins tranchante, située au lieu de la sortie de la partie supérieure de l'encolure. Il est formé par les apophises épineuses des sept ou huit premieres vertebres dorsales.

5. Le *poitrail*, ou la quatrieme partie de l'avant-main, est à la face antérieure de l'animal. Il commence dès le point d'élévation de la portion inférieure du col.

6. Les *extrémités antérieures* comprennent 1.° les *epaules* formées par un seul os appellé l'*omoplate*.

2.° Le *bras* qui résulte de l'os connu sous la dénomination d'*humerus*.

L'une & l'autre de ces parties revêtues des

muscles & des tégumens, ont été très-longtems confondues & prises pour l'épaule seule, & cette erreur séduit encore le plus grand nombre.

3.° *L'avant-bras* formé par le cubitus, placé au-dessous du *bras*, & se terminant au genou.

4.° Le *coude* situé à la partie supérieure & postérieure de l'*avant-bras*, & résultant de l'apophise olécrane.

5.° L'*ars*, ou plutôt la *veine céphalique* qui chemine au devant & au dedans de l'*avant-bras*.

6.° La *châtaigne*, ou cette espèce de corne molle & spongieuse dénuée de poil, placée au-dessus de chaque genou à la partie interne de l'extrémité inférieure de l'*avant-bras*.

7.° Le *genou* composé de nombre de petits os ou osselets formant l'articulation de l'avant-bras & du canon.

8.° Le *canon* s'étendant depuis le *genou* jusqu'au boulet, & étant situé à la partie antérieure de l'extrémité dont il s'agit.

9.° Le *tendon*, qui en fait la partie postérieure.

10.° Le *boulet* étant entre le *canon* & le *paturon*.

11.° Le *paturon*, étant entre le *boulet* & la *couronne*.

12.° Le *fanon*, ou le toupet de poil qui se trouve derriere le *boulet*.

13.° L'*ergot*, ou la corne de même espèce & de même consistance que la *châtaigne*, mais dont le volume est plus petit, & qui se trouve couverte & cachée par le *fanon*.

14.° La *couronne*, c'est-à-dire cette portion qui couronne la portion supérieure du *sabot* & qui est plus compacte que la peau par-tout ailleurs.

15.° Le *sabot*, ou l'*ongle* qui terminant les quatre extrémités inférieures, forme le pied de l'animal. La partie supérieure en est la *couronne*; la partie inférieure la *fourchette* & la *ſole*; la partie antérieure la *pince*; la partie poſtérieure le *talon*; enfin les parties latérales internes & externes ſont diſtinguées par les noms de *quartiers de dedans* & de *quartiers de dehors*.

16.° La *fourchette*, ou cette corne qui forme dans la cavité du pied une eſpèce de fourche en s'avançant vers le *talon*. Elle tire ſon nom de cette bifurcation.

17.° La *ſole*, tapiſſant toute la partie cave du pied qui n'eſt pas occupée par la *fourchette*: ſa conſiſtance eſt beaucoup plus dure que celle de cette derniere partie.

7 On doit conſidérer dans la ſubdiviſion du corps,

1.° *Le dos* ſitué entre le *garot* & les *reins*, & contenant une partie de l'épine & des vertèbres dorſales, ainſi qu'une partie des côtes.

2.° Les *reins*, ou plutôt les *lombes*, ſitués directement à l'extrémité du dos, entre celui-ci & la croupe.

3.° Les *côtes* communément au nombre de dix-huit de chaque côté, ſe terminant au ventre ou à l'abdomen, & renfermant tous les viſcères de la poitrine.

4.° Le *ventre* ou *l'abdomen*, dit auſſi par quelques-uns le *coffre*, placé à la partie inférieure du corps, au bas & en arriere des côtes, & renfermant l'eſtomac, les inteſtins, le méſentere, le foie, la rate, les reins proprement dits, &c. &c.

5.° Les *flancs*, ou les parties latérales du *ventre*, bornés ſupérieurement par les *lombes*, antérieurement par les *fauſſes-côtes*, poſtérieurement par les *hanches*.

6.° Les *parties de la génération*, occupant la portion inférieure & poſtérieure du *ventre*.

7.° Les *mammelles*, au nombre de deux dans

la jument, situées inférieurement & à la partie la plus reculée de l'*abdomen*. Dans certains chevaux on les trouve sur le prépuce; elles sont plus visibles dans les uns que dans les autres; il en est dans lesquels on n'en rencontre pas le moindre vestige.

Elles sont très sensibles dans les ânes.

8. On envisagera dans l'*arriere main*, 1.° la *croupe*, ou la partie supérieure du train de derriere. Elle s'étend depuis le lieu de la terminaison des *reins* jusques à la queue.

2.° Les *fesses* commençant directement à la queue, & descendant de chaque côté jusqu'au pli apperçu à l'opposite du *grasset*.

3.° Les *hanches*, proprement formées par les os des îles, & très-mal-apropos confondues avec la *cuisse*, lorsque cette derniere partie, ainsi que les premieres, sont revêtues de leurs muscles & des tégumens.

On considerera dans les extremités postérieures,

1.° La *cuisse*, formée par le fémur; articulée supérieurement avec les os des *hanches* par l'espece d'union mobile que l'on nomme *genou*, & inférieurement avec le tibia, par celle que nous appellons *charniere*.

2.° La *jambe*, formée par le tibia, & très-improprement appellée jusqu'ici la *cuisse*.

3.° *L'ars*, ou plutôt la *veine saphene*, passant sur la portion latérale interne de cette partie.

4.° Le *grasset*, ou cette partie nommée ainsi dans le cheval, considerée exterieurement, & placée directement à l'endroit de la *rotule*, c'est-à-dire, de l'os qui glisse sur l'éminence antérieure de l'extrémité inférieure de celui qui forme la *cuisse*; il couvre l'articulation de cet os avec le *tibia*.

5.° Le *jarret*, situé entre le *tibia* ou la *jambe*, & le *canon* de l'extrémité postérieure. La partie antérieure en forme le pli, la partie postérieure la tête ou la *pointe* ; les parties latérales les *faces de dedans & de dehors*.

6.° La *châtaigne*. Sa consistance est la même que celle que nous avons observée aux parties latérales internes & inférieures de *l'avant-bras* ; mais ici la situation en est différente, puisqu'elle se trouve placée au dessous de l'articulation du *jarret*, à la partie latérale interne & supérieure du *canon*, & que dans les extremités antérieures elle est au-dessus de l'articulation du *genou*.

7.° Le *canon*, le *tendon*, le *boulet*, l'*ergot*, le *fanon*, le *paturon*, la *couronne*, le *sabot*, la *fourchette* & la *sole*, toutes ces parties ne différant en aucune maniere de celles dont nous avons fait mention en parlant des extrémités de l'*avant-main*, si ce n'est qu'ici le *canon* a un peu plus d'épaisseur, de longueur, ou d'étendue.

Des beautés & des défauts des parties de l'avant-main.

9. La division du corps du cheval, les subdivisions & la dénomination des parties qui le constituent, ne sont qu'une simple introduction à l'étude que l'on doit en faire. Pour établir sur de vrais principes la connoissance parfaite de cet animal, il s'agit de rechercher les beautés & les défauts de chacune des portions que nous venons de définir, & dont nous avons marqué la situation.

De la tête en général.

10. En considérant la tête du cheval, il faut en examiner,

1.° Le *volume*. Il est certain que cette partie

doit nécessairement correspondre à celles avec lesquelles elle forme un tout, & leur être exactement proportionnée : est-elle trop petite ? est-elle trop grosse ? elle peche également ; l'excès du volume peut provenir de deux causes ; ou du trop d'amplitude des os, ou d'une trop forte abondance de chair. Dans l'un & dans l'autre de ces cas, la *tête* est également lourde & pesante ; dans le dernier, elle est dite *tête grasse*, & l'animal est alors sujet aux fluxions & aux maux d'yeux, comme celui en qui cette partie est trop décharnée ; car lorsque la *tête* est grasse, les vaisseaux y sont pour l'ordinaire mols, relâchés, & très-disposés à des engorgemens, & dans l'état de décharnement & d'émaciation, ils se trouvent trop près des os, & n'ont pas la même liberté dans leurs oscillations & dans leur jeu ; alors les stagnations peuvent être aussi fréquentes. Du reste on ne doit pas confondre une *tête* dite *seche*, avec celle qui est véritablement *décharnée* ; la *tête seche* & belle étant celle en qui les vaisseaux sont apparens.

2.° La *longueur*. Une *tête* trop courte est défectueuse, par cela même qu'elle n'est point d'accord & en proportion avec les autres parties de l'animal. Un artiste, qui par un préjugé singulier associeroit à l'encolure & au corps d'un cheval de carosse la *tête* d'un bidet, dans l'espérance de donner plus de noblesse à sa figure, se tromperoit grossierement ; le *gustoso* n'est qu'une erreur de l'art, ou plutôt du sculpteur & du peintre, quand il les éloigne de la vérité, & qu'il offense la nature.

Il en est de même d'une *tête* trop longue, *tête* que nous nommons *tête de vieille* ; elle peche par une raison semblable.

3.° La *position*. La *tête* n'est bien placée qu'autant que le *front* tombe perpendiculairement au *bout du nez.* Quelques-uns, pour désigner cette position qui donne beaucoup de grace au cheval, & sans laquelle nul homme ne peut saisir le véritable appui de sa bouche & le maîtriser, disent très-mal à propos & très-improprement que ce cheval est *bien bridé* ou *se bride bien*, au lieu de s'exprimer comme on le doit, en disant que le cheval est *bien placé*. Cette partie sort-elle de la ligne perpendiculaire en avant ? le cheval est dit *porter au vent*, *tendre le nez*; sort-elle de la ligne perpendiculaire en arriere ? il est dit *s'armer*, *s'encapuchoner*. Il *s'arme* ou *s'encapuchonne* de deux manieres ; en appuyant ou contre son poitrail, ou contre son encolure, les branches du mors ; dès-lors, il se rend maître du lévier qui devoit opérer la pression de l'embouchure sur les barres, & il se soustrait aux efforts d'une main ignorante. Il s'y soustrait aussi quand il *tend le nez*, qu'il *porte au vent*, & telles sont les deux actions de tout cheval qui veut résister ou se défendre, car la sortie de la ligne perpendiculaire en avant opere, pour ainsi dire, une disjonction de la *tête* & du *corps*, & interrompt en quelque sorte la communication des muscles qui, dans la vraie position de cette partie, se répondent parfaitement & de maniere que la sensation imprimée sur les barres semble se propager à toutes les parties de la machine, ou plutôt en solliciter l'action.

4.° *L'attache.* Une *tête* bien *attachée*, est celle qui part immédiatement du sommet de *l'encolure*, & qui, bien loin d'être comme plaquée, ainsi que dans certains chevaux, contre cette partie, & d'en faire en quelque sorte portion, en est parfaitement distincte & séparée.

Des parties dépendantes de la tête en particulier.

Des oreilles.

11. On considérera dans les oreilles.

1.° La *longueur.* Il est des peuples qui préferent celles qui sont longues, d'autres qui ne font cas que de celles qui sont extrêmement courtes. La saine raison n'approuva jamais les excès, & d'ailleurs une partie qui est une portion de la *tête*, doit être de toute nécessité en proportion avec elle.

2°. La *situation.* Elle doit être telle que leur origine, ni trop en avant, ni trop en arriere, soit près du sommet de la *tête* dont elles sont une dépendance. Sont-elles sur ce même sommet? elles sont trop élevées. Cette difformité fait paroître le cheval *oreillard*, comme lorsqu'elles sont trop basses. Il est regardé aussi comme tel, quand elles sont trop larges, trop épaisses, trop longues, & pendantes.

3.° La *distance*: placées près du sommet, leur distance n'a rien qui blesse les yeux. Placées trop haut, elles sont trop rapprochées. Placées trop bas, elles sont incontestablement trop éloignées & visiblement difformes.

4.° L'*Epaisseur* : elles doivent être minces & déliées.

5.° La *largeur*: elle doit être proportionnée à la longueur.

6°. La *hardiesse* & *les mouvemens*: on appelle *oreilles hardies* celles dont les pointes se présentant fermes & en avant, lorsque l'animal est en action, semblent s'unir l'une & l'autre & se rapprochent beaucoup plus toutes les deux à cette extrémité qu'à leur naissance & à leur origine.

Ces parties battent-elles, pour ainsi dire, sans cesse, & ont-elles un mouvement continuel de haut en bas, & de bas en haut dans l'animal qui marche? elles sont appellées *oreilles de cochon.*

Accompagne-t'il chaque pas qu'il fait d'une action par laquelle il baisse & releve sa *tête* continuellement? on dit très-improprement qu'il *boite de l'oreille*, puisque cette même action n'a aucune sorte de rapport avec ces parties.

Couche-t-il ses *oreilles* en arriere? ce mouvement annonce la volonté dans laquelle il seroit de mordre ou de frapper avec le pied.

Porte-t-il en cheminant tantôt une *oreille* & tantôt l'autre en avant? il projette quelque défense. Il arrive très-souvent aussi que cette action est un indice de la foiblesse & de l'incertitude de sa vue.

Du reste, il est appellé *moineau*, quand il a été *bretaudé*, c'est-à-dire, quand on lui a coupé les deux *oreilles*; *courteau*, quand outre les deux *oreilles* coupées, la queue l'a été aussi.

Nous ajouterons que quelquefois on rapproche les *oreilles*, & que quelquefois, on les diminue, soit de longueur, soit de largeur. Ces opérations imaginées par les maquignons sont aisément décelées & reconnues par les points de suture faits lors de la premiere, & que l'on remarque entre la nuque & ses parties, & par le défaut de poil à l'endroit où, lors de la seconde, le cartilage a été coupé, ainsi que par le cartilage qui demeure souvent à découvert, lorsque cette section a été mal faite.

Du front.

12. Il faut considérer dans le front :

1.° La *largeur :* cette partie ne devant être ni trop large, ni trop étroite, proportionnément au volume de la tête.

2.° La *conformation :* Si la portion inférieure en est enfoncée, &, pour ainsi dire, creuse, elle constitue ce que nous appellons *cheval camus* : si cette partie est avancée, relevée, &, pour ainsi dire, tranchante, la *tête* est dite *busquée*, ou *moutonnée*, par sa ressemblance avec la tête ordinaire des moutons. Les chevaux Anglois, les Napolitains, les Barbes, & ceux qui en sont échappés ont communément le front fait ainsi.

3.° *L'étoile* ou la *pelotte*, qui n'est autre chose qu'un épi ou rebroussement de poils blancs. Les chevaux en qui cette marque existe, sont dits *marqués en tête*. Ceux en qui elle n'existe pas sont appellés *zains*, pourvu néanmoins qu'ils n'aient aucuns poils blancs sur aucune des parties du corps : ils ne seroient pas moins appellés ainsi, si les poils blancs qu'on appercevroit en eux étoient la suite de quelque blessure, de quelques frottemens & n'etoient point naturelles.

Il est des nations qui font le plus grand cas des *chevaux zains*, & d'autres chez lesquelles ils sont dans le mépris. Anciennement on pensoit qu'ils devoient être vicieux ou malheureux, & c'est sans doute dès cette époque, qui n'est pas l'époque des lumieres, que les Maquignons imaginerent d'imiter la nature, en pratiquant artificiellement une *étoile* au moyen d'une plaie faite par une voie quelconque en cet endroit : on distingue fort aisément cette marque factice de celle qui est naturelle, en ce qu'au milieu de la premiere, il est un espace sans poils & en ce que les poils blancs qui la forment ne sont jamais égaux aux autres.

Des salieres.

13. On considérera dans l'examen des *salieres*,

Leur *conformation :* Elles doivent être pleines & non creuses. Une trop grande cavité est une difformité qui n'est pas, comme on l'a pensé, un signe certain de la vieillesse du cheval, ou de celle du pere dont il est une production, puisque ce défaut se rencontre souvent dans de jeunes chevaux qui doivent le jour à de jeunes étalons.

Des sourcils.

14. Il faut considérer dans les sourcils,

1.° Leur *longueur.* Elle ne différe en aucune maniere de celle des poils qui constituent la robe de l'animal.

2.° Leur *couleur.* Elle est la même que celle de ces mêmes poils, si ce n'est dans les chevaux qui ont *cillés*, c'est-à-dire, dont les *cils* sont devenus blancs avec l'âge ; ce qui les rend alors bien plus sensibles.

3.° Leurs *usages* qui sont ignorés. Ils ne peuvent être comparés aux fonctions qu'on leur a supposées dans l'homme, & c'est ici principalement une des circonstances où l'analogie ne nous conduit à rien. On les a cru chargés dans ce dernier de retenir tous les corpuscules qui nagent dans l'air, & qui tombant supérieurement pourroient nuire à l'organe : on a pensé encore qu'ils s'opposoient à la chûte des goutes de sueur qui découlant du front pourroient s'introduire dans l'œil ; mais à l'égard du cheval, nous dirons que les poils du reste de la peau, & avec lesquels les sourcils sont confondus suffisent pour arrêter les petits corps qui voltigent sans cesse sur la cornée, & que les vapeurs en goutes, vrai produit de la transpiration sensible, qui tomberoient des parties supérieures du front de l'animal, pouvant être reçues dans des *salieres* creuses & profondes, ou détournées par l'éminence & la rondeur résultant de la force du muscle crotaphite, & de la quantité de graisse qui garnit dans certains chevaux la fosse zigomatique, & encore par la position oblique des paupieres, elles ne sauroient couler directement dans l'œil, & l'offenser.

On a au surplus tenté de sauver la difformité de ces parties, quand elles sont trop caves, par la voie des topiques astringens, par celle de l'introduction de l'air à la faveur d'un chalumeau dans lequel on souffle avec force; entreprise d'ailleurs inutile & superflue, puisqu'elle ne produit qu'un effet momentané & cet effet n'en démontre que mieux bientôt après, l'insigne mauvaise foi du marchand sur un point qui d'ailleurs n'est pas même de la plus légere importance.

Des yeux.

15. Les *yeux* sont, de toutes les parties à examiner dans un cheval dont on fait choix, celle qui est encore aujourd'hui la moins connue. L'inspection répétée, mais malheureusement toujours superficielle de cet organe n'a pu mener à aucune connoissance solide de ses vices ou de ses beautés intérieures. C'est avec raison qu'on pourroit dire à ceux qui, d'après M. de Soleysel, ont soutenu & soutiendroient qu'*une pratique longue & assidue fera découvrir la vingtieme fois ce qu'on n'avoit pas apperçu la premiere* qu'une pareille opinion n'est pas moins

étrange que celle qui tendroit à persuader que, pourvu qu'un homme ait les yeux fixés dix ans sur une page d'un livre, il parviendra, n'eût-il point la faculté de distinguer la forme différente des lettres, à comprendre leur figure, & la signification des mots imprimés, écrits ou gravés.

Il faut donc nécessairement en venir à des principes tirés de la composition & du méchanisme de l'organe dont il s'agit. Nous en abrégerons neanmoins ici l'exposition autant qu'il nous sera possible. Nous considérerons d'abord les parties qui servent à sa défense: nous descendrons ensuite dans le détail de celles qui environnent le *globe*: nous passerons de-là à l'étude de celles dont il est formé & les unes & les autres nous étant clairement connues, nous assignerons les moyens de faire l'application de ces lumieres acquises aux circonstances dans lesquelles nous aurons à juger de la bonté ou du défaut de la vision dans l'animal.

16. En envisageant les parties qui servent de défense à l'œil, on examinera,

1.° Les *paupieres*, au nombre de deux pour chaque *œil*, l'une *supérieure*, l'autre *inférieure*.

2.° Leur *union* ou leur *commissure*, d'où résultent deux *angles*, l'un *interne* du côté du chanfrein qu'on appelle aussi le *grand angle*; l'autre *externe*, du côté opposé qu'on nomme encore le *petit angle*.

3.° Leur *position*, plutôt oblique que transversale, au-dessous & au-dessus de la convexité antérieure de l'*œil*, dont elles suivent la direction qui n'est point horisontale comme dans l'homme; le *petit angle* étant supérieur au *grand*, & l'un & l'autre se répondant sur un plan incliné.

4.° Leur *structure* qui, quant aux parties communes, est la même que celle de la peau recouverte de l'épiderme & des poils, & qui, eu égard aux parties qui leur sont propres, est musculeuse, membraneuse & cartilagineuse; les cartilages & les ligamens qui les soutiennent étant au surplus comme la base de ces especes de voiles ou de rideaux.

5.° Les *tarses* n'étant autre chose que ces cartilages, qui sont assez minces, & qui situées au bord de chacune des *paupieres*, empêchent que lors de leur action, ou même de leur repos, leurs fonctions ne soient altérées ou troublées par des rides, des replis, ou des froissemens irréguliers; ces segmens cartilagineux plus grêles à leur extrémité du côté du *petit angle* que du *grand*, étant d'ailleurs attachés l'un & l'autre par des ligamens ou des allongemens larges & membraneux, formés par la rencontre du périoste orbitaire & du péricrane, & qui depuis le bord inférieur & supérieur de l'orbite, se prolongent & se propagent jusqu'à eux, en se glissant entre la *conjonctive* & le *muscle orbiculaire*.

6.° Les *muscles*, dont l'un dit l'*orbiculaire*, qui est celui dont je viens de parler, est commun aux deux *paupieres*, & l'autre propre & particulier à la *paupiere* supérieure. Le premier présente une couche mince de fibres, qui s'étendent autour de la circonférence de l'*orbite* où elles s'attachent, ainsi qu'à la face interne de la peau, & qui de-là couvrent sans interruption les deux *paupieres* jusqu'aux cils, &c. Lors de sa contraction, il ferme l'ouverture de l'orbite & cache tout le globe; cet effet étant opéré principalement par l'abaissement de la *paupiere supérieure* car l'action & le jeu de l'*inférieure*, dont, l'étendue est au surplus très-bornée, sont d'une obscurité qui les rend insensibles.

Le second muscle particulier, comme nous venons de l'observer à la *paupiere supérieure*, & qui est

est l'antagoniste de celui-ci, en est appellé le *releveur.*

7.° La *conjonctive*, oucette membrane fine, lâche, mobile, transparente, & parsemée d'une multitude de vaisseaux capillaires sanguins dans la portion qui couvre la surface interne des *tarses* & de leurs ligamens, cette membrane se repliant vers le bord de l'*orbite*, & se propageant par une autre portion sur la partie antérieure du *globe*, où elle adhére foiblement à la tunique tendineuse ou *albuginée* formée par l'expansion des tendons des quatre muscles droits. Là elle est blanchâtre & paroît même blanche, attendu sa diaphanéité, qui permet de voir la couleur de l'*albuginée*; & c'est ainsi que l'une & l'autre de ces membranes forment ce que l'on nomme le *blanc de l'œil*. Les vaisseaux dont cette partie de la *conjonctive* est garnie, semblent dans l'état naturel n'être que des vaisseaux séreux. Du reste, cette membrane affermit & assujettit le *globe*, sans porter atteinte à la liberté singuliere avec laquelle il se meut.

8.° Les *cils*, ou cette rangée de poils qui se trouvent à la marge applatie de la *paupiere supérieure*, & qui se portent du *petit angle* jusqu'à environ un doigt de l'*angle interne*, la direction de cette *paupiere* cessant à cette distance d'être horisontale & commençant à décrire une ligne oblique, ce qui persuade que ces poils plus longs dans le milieu de leur marche, qu'aux extrémités ou à l'endroit où leurs rangées triples & doubles commencent & se terminent, ont été ainsi disposés pour mettre l'*œil* à couvert de l'impression trop vive des rayons de lumiere qui tombent perpendiculairement, d'autant plus que leur éloignement du *grand angle* est précisément fixé de ce même côté, au-dessus du lieu où finit l'ouverture transversalement elliptique d'où résulte la *prunelle*, & que la *paupiere inférieure* en est absolument dégarnie.

9.° Les *points ciliaires* étant de petits trous, ou d'étroites lacunes, que l'on observe à la face interne des *paupieres* & à leur bord, & qui sont les orifices des émissaires qui partent de quelques follicules légers logés dans les sillons de la face interne des *tarses*, & découverts dans l'homme par Meïbomius, qui les a envisagés comme des glandes; l'*humeur* que ces points laissent échapper, étant en quelque sorte sébacée, & prévenant l'excoriation & l'inflammation qui pourroient résulter de la mobilité & des froissemens de ce voile destiné par son expansion à conserver extérieurement l'humidité des parties qu'il recouvre, à en empêcher le desséchement & l'opacité, à les défendre de tout ce qui pourroit y donner atteinte, & par son action à les laver, à les nettoyer & à les débarrasser en un mot de tous les corpuscules qui peuvent leur être nuisibles.

10.° Les *points lacrymaux*, ou les orifices ouverts à quelques lignes du *grand angle*, au milieu d'une sorte de mammelon que l'on apperçoit en cet endroit au bord des *paupieres*, ces *points* étant au nombre de deux, un pour chacune d'elles, & tellement disposés qu'ils se rencontrent exactement lorsque l'*œil* est clos; un cercle blanchâtre trés-léger & qui paroît être une appendice cartilagineuse du *tarse* maintenant ces orifices, de maniere à les empêcher de se fermer; un canal répondant à chacun d'eux, & ce canal se rendant dans un reservoir appellé le *sac lacrymal* qui, pénétrant dans les fosses nasales par un trou assez considérable percé dans la partie *supérieure* des os angulaires & dans l'orbite même *près du grand angle*, y vuide la liqueur ſurabondante & inutile que les *points lachrymaux* ſont chargés d'abſorber.

11.° La *membrane clignotante* de Briggs & de Willis, que Verheyen a regardée comme un huitieme muſcle. Elle eſt ſituée dans le *grand angle* entre la *caroncule* & le *globe*; cette prétendue membrane formant un croiſſant, qui de cet *angle* ſe porte à la circonférence de la *cornée lucide*, & qui conſiſte en un cartilage recelé dans un ſecond replis que la *conjonctive* fait en cet endroit, & enveloppé de toutes parts dans ſa baſe d'un corps glanduleux aſſez ſolide, dont les canaux excréteurs s'ouvrent par trois, par quatre, & quelquefois par cinq orifices à ſa partie ſupérieure, où la *conjonctive* préſente une ſorte de valvule ſigmoïde; l'humeur filtrée par cette glande paroiſſant ſéreuſe, limpide, & deſtinée à lubréfier cette partie qui peut être tirée de façon à couvrir toute la *cornée lucide*, & à garantir par ſon expanſion l'*œil* des injures & des atteintes qu'il pourroit eſſuyer, ſon mouvement dépendant d'une part de ceux du *globe*, ſur lequel elle gliſſe, quand il eſt légerement tiré en-dedans & déterminé du côté du *grand angle*, & de l'autre de celui de la *paupiere* à laquelle elle adhére, puiſqu'elle eſt renfermée dans la tunique qui tapiſſe intérieurement ce voile. Au ſurplus, cette eſpece de ſecond rideau a été accordé aux oiſeaux, ainſi qu'au plus grand nombre des quadrupedes.

17. Après s'être ainſi aſſuré de la compoſition des parties qui mettent l'organe à l'abri de toute inſulte, & de celles qui par leur poſition leur ſont vraiment inhérentes, il faut examiner les différentes portions dont le *globe* eſt entouré, & conſidérer:

1.° La *Caroncule lacrymale*, ou la maſſe grenue, oblongue, noire & très-dure, qui, ſituée préciſément au *grand angle*, est garnie d'une multitude de petits poils enduits d'une humeur épaisse & blanchâtre, & capables de retenir les ordures de l'*œil*. Cette masse faisant l'office d'une digue, s'opposant à ce que la *lymphe lachrymale* superflue qui va d'abord la frapper, ne franchisse l'obstacle qu'elle lui présente & ne coule le long du chanfrein; elle la repousse ou la renvoie dans les *points lachrymaux* qu'elle enfile & qui doivent la reprendre. La *caroncule lachrymale* au surplus étant dans certains chevaux plus considérable & naturellement plus saillante hors du *grand angle* que dans d'autres, a été quelquefois prise par des maréchaux très peu instruits pour une maladie connue sous le nom d'*onglée* ou de *pterigion*, & enlevée très mal-à-propos par eux. La même chose leur est arrivée en ce qui concerne la membrane clignotante, & l'animal n'auroit pas été la victime de pareilles erreurs, si avant de se livrer témérairement à des opérations, ils avoient eu les moyens & les secours nécessaires à quiconque veut être instruit à fond des principes de l'art.

2.° La *glande lachrymale*, située dans la partie supérieure du *petit angle*, & formée de plusieurs lobules dont la réunion fait un corps de l'espece des *glandes conglomerées*. Des canaux excréteurs bien plus apparens dans le cheval & dans le bœuf que dans l'homme, & connus sous le nom de canaux *hygrophtalmiques* partent de ces lobules, descendent presque parallelement dans l'épaisseur de la portion de la *conjonctive* qui est à la *paupiere supérieure*, percent cette tunique en dedans vers le bord supérieur du *tarse*, & versent dans l'état naturel sans cesse & lentement entre le globe & la surface interne de cette *paupiere*, l'eau limpide & lachrymale, à qui la *cornée* ne doit pas moins sa transparence qu'à l'humeur aqueuse, & qui entretient la netteté, la flexibilité, la mollesse & la mobilité des yeux.

3.° Les *muscles du globe*, au nombre de six dans l'homme, & qui sont au nombre de sept dans l'animal, quatre *droits*, deux *obliques*, & un *orbiculaire*; des quatre droits l'un étant dit le *releveur*, l'autre l'*abaisseur*, l'autre l'*adducteur* ou l'*interne*, & le quatrieme l'*abducteur* ou l'*externe*. Des deux obliques l'un étant appellé *grand oblique*, *trochléateur*, *muscle très-long* de l'*œil*, *muscle oblique supérieur*; l'autre nommé *petit oblique*, *oblique inférieur*, *muscle très-court* de l'*œil*, leurs attaches, leurs trajets & leurs usages ayant été assez exactement décrits, *art.* 123, 124 & 125 de la Myologie, nous nous croyons dispensés d'en parler ici.

4.° Les *graisses* qui remplissent une partie de la fosse zigomatique & le fond de la *cavité orbitaire*. Elles assujettissent le *globe* infiniment plus petit que cette cavité; elles lui servent de coussin, elles le lubréfient, elles le défendent contre la dureté des parois qui l'auroient blessé; elles entretiennent en un mot les *muscles* dans une mollesse qui seule peut assurer & faciliter la continuation & la possibilité de leurs mouvemens, d'où il est aisé de juger jusqu'où s'étendoient les lumieres des auteurs qui ont conseillé de tirer & d'arracher avec une sorte d'érigne cette *graisse*, dans la circonstance d'une fluxion périodique sur les yeux, ce qu'ils appelloient *dégraisser les yeux par le haut*, tandis qu'ils prétendoient les *dégraisser par le bas*, en extirpant la *membrane clignotante* & la *caroncule lachrymale*.

18. Les parties qui constituent essentiellement le *globe*, sont, en premier lieu, des tuniques qui présentent une espece de coque, & qui le forment principalement; & en second lieu, des humeurs

plus ou moins fluides, renfermées dans des capsules membraneuses qui leur sont propres, ou dans les espaces que laissent entr'elles les tuniques; l'*albuginée* & la *conjonctive* n'étant véritablement que des tuniques accessoires. Il est encore des vaisseaux de toute espece, dont nous ne ferons pas mention ici.

Dans la recherche des tuniques du *globe*, il faut considérer :

1.° La *sclérotique* ou la *cornée*. Elle s'offre la premiere; elle se montre comme un corps sphérique imparfait, extrêmement compact, dur, opaque, diminuant insensiblement d'épaisseur, mince, diaphane dans sa portion antérieure, où par cette raison cette même tunique est nommée *cornée lucide*; c'est ce que les maréchaux & les connoisseurs appellent encore aujourd'hui la *vitre*. Cette membrane percée vers le milieu de la portion postérieure de sa convexité, où elle reçoit le nerf optique, peut être divisée en plusieurs couches ou lames qui, quoique infiniment unies, sont néanmoins très-distinctes à l'endroit de sa diaphanéité, lieu où sa convexité saillit au-delà de la *cornée opaque*, ensorte que la *cornée lucide* paroît véritablement comme le segment d'une petite sphere, ajouté au segment d'une sphere plus grande; cette tunique quelle que soit sa consistance, étant obliquement traversée par de petits vaisseaux sanguins & par des filamens nerveux, & étant dans sa portion transparente criblée d'un grand nombre de pores par où suinte continuellement une liqueur très-fine & très-subtile qui s'évapore à mesure qu'elle en sort. On y a vu aussi des vaisseaux séreux, qui par leur oblitération donnent quelquefois lieu à de petits filets, ou à des rayes blanchâtres, barrant & coupant cette portion dans certains chevaux.

2.° La *choroïde*, ou la seconde tunique du *globe* infiniment plus déliée que la *ſclérotique* dont elle tapiſſe la ſurface concave, ayant deux lames, l'externe ſenſiblement plus forte que l'interne qui eſt enduite d'une matiere noirâtre dont la ſource eſt peut-être la même que celle de la liqueur noire ou brune qui ſe trouve dans l'intérieur de la plupart des glandes ; cette couleur noire pouvant d'ailleurs modifier, éteindre & abſorber les rayons lumineux, comme le fluide cérumineux qui enduit l'oreille peut de même modifier, éteindre & abſorber les rayons ſonores & arrêter la vivacité de leurs impreſſions, car la nature a dû placer dans les organes des ſens des agens qui les défendent, & qui en aſſurent l'énergie & l'intégrité. Quoi qu'il en ſoit, la lame externe, qui eſt du côté de l'*humeur vitrée*, à la *capſule* de laquelle elle eſt viſiblement unie dans le cheval, eſt d'une couleur azurée, mêlée dans de certains endroits d'un rouge vif ; cette même tunique ainſi compoſée de deux lames ſe porte juſqu'à l'endroit où commence la *cornée lucide*, & où ſe termine la *cornée opaque*, à laquelle ſa lame externe adhére dans tout ce trajet par un tiſſu cellulaire & quelques vaiſſeaux tant ſanguins que nerveux.

Là elle s'attache exactement à toute la circonférence de la premiere membrane & cette attache, ce ceintre blanchâtre & bien différent par ſa couleur de la tunique dont il eſt formé, eſt ce que quelques anatomiſtes du corps humain ont appellé *ligament*, & les autres *orbicule ciliaire*. Ce *ligament* eſt de la largeur d'environ une ligne, au-delà de laquelle la lame interne ou poſtérieure de la *choroïde* prend particulierement le nom d'*uvée*, & ſa lame externe ou antérieure celui d'*iris*, attendu la variété & la diverſité des couleurs qu'elle préſente.

Ces couleurs naturellement plus foncées dans le cheval & le plus souvent approchant de celle de son poil sont distribuées différemment que dans l'homme. Dans celui-ci les rayons que forme l'*iris* s'étendent de la circonférence au centre; dans l'animal elle est comme marbrée, parceque ces rayons sont circulaires & transversaux. Il est au surplus des chevaux dans lesquels cette partie est presque toute blanche, & n'est colorée que dans l'espace de deux ou trois lignes autour de la *prunelle*, & c'est ce que vulgairement on appelle *yeux verrons*.

Toute contiguité, toute adhérence cesse alors entr'elle & la *cornée*. Elle est flottante dans l'espace qui sépare la *cornée lucide* & le *cristallin*, c'est-à-dire, qu'elle est comme une sorte de cloison dans cet espace qu'elle divise en deux portions, dont l'antérieure qui répond à la *cornée lucide* & à l'*iris* a été nommée *chambre antérieure*; & la postérieure qui répond à l'*uvée* & au *cristallin*, *chambre postérieure*.

De l'*orbicule ciliaire* partent encore plusieurs petits filets noirâtres qui semblent naître uniquement de la lame interne de la *choroïde*. Ces petits filets ont été appellés *procès ciliaires*; ils avancent jusques sur le bord du *cristallin*, par dessus sa capsule où ils se terminent, & laissent, lorsqu'on les a enlevés, des vestiges & des traces noires sur la surface antérieure du *corps vitré*.

Dans le cheval il est, outre ces *procès ciliaires*, d'autres prolongemens de cette même *uvée*, qui se montrent tantôt en haut & en bas de la *prunelle*, quelquefois en haut seulement, & toujours dans la *chambre antérieure*, comme des especes de *fungus* très-distincts & très-visibles, lorsque la *cornée lucide* n'est point obscurcie, & lorsque l'*humeur aqueuse* a sa limpidité naturelle. En examinant attentivement ces *fungus* désignés par M. de Soleysel & par ses copistes, sous le nom de *grains de suie*, on voit qu'ils ne consistent qu'en quelques petites *vessicules*, remplies de l'humeur qui colore cette tunique, quelques fibres rayonnées s'étendant sur leur surface, & tirant, lorsqu'elles opérent la dilatation de la *prunelle*, ces *vessicules* en dedans. Quelques personnes, & particulierement M. Neuffer, dans une these soutenue à Tubingen le 29 mars 1745, sur la Mydriase, ont regardé ces *fungus* comme des excroissances capables d'empêcher la dilatation de la *prunelle*, & M. Lower, comme une maladie très-fréquente dans les chevaux. Ce dernier ignoroit sans doute ce point de la conformation de cet organe dans l'animal, & les vues que la nature a peut-être eues dans cette singularité, au moyen de laquelle il paroît que l'*œil* du cheval, lorsqu'il est exposé au grand jour, reçoit moins de rayons lumineux, & ressent une impression moins vive de ces mêmes rayons.

En ce qui concerne la *prunelle* ou la *pupille*, elle n'est autre chose que l'ouverture transversalement elliptique dans le cheval, comme dans tous les animaux herbivores, percée dans le milieu de la cloison, qui résulte de la portion flottante de la *choroïde*, c'est-à-dire, de l'*uvée* & de l'*iris*. Le grand diametre de cette ouverture & sa position facilitent à ces animaux, obligés par leur structure naturelle de porter la tête en bas pour chercher leur nourriture, les moyens d'appercevoir les objets placés de côté & d'autre, & d'éviter dès-lors ce qui pourroit leur nuire & les incommoder.

Entre ces deux lames sont deux plans de fibres très-minces qui paroissent charnues, les fibres de l'un étant autour de la *prunelle* & l'environnant, les fibres de l'autre étant rayonnées, s'étendant depuis le *ligament* ou l'*orbiculaire ciliaire* jusqu'au bord de la *prunelle*, & coupant les autres à angles droits ; celles du premier plan resserrant par leur contraction cette ouverture, & les rayonnées par leur traction du côté de leur point fixe ne pouvant que la dilater.

3.° La *retine*, ou la troisieme tunique du *globe* d'une substance molle, baveuse & blanchâtre, s'étendant depuis l'insertion du *nerf optique*, se terminant par un cercle à l'*orbicule ciliaire*, & lui étant dans tout ce trajet également adherente. Elle paroît être une continuation de ce nerf ; aussi l'envisage-t-on comme l'organe immédiat de la vue.

19. Dans l'examen des *humeurs* du *globe*, il faut considérer :

1.° L'*humeur vitrée*, ainsi nommée, attendu sa ressemblance au verre en fusion, occupant & remplissant la plus grande partie de la capacité du *globe*, puisqu'elle s'étend depuis la *retine* jusqu'au commencement de la *chambre postérieure* ; cette liqueur gélatineuse étant très-transparente, très-flexible, plus dense que l'*humeur aqueuse*, moins dense que le *cristallin*, par-tout convexe, ayant dans sa partie antérieure une cavité ou une fossette, qu'on en appelle le *châton* dans laquelle est logée l'*humeur cristalline*, & étant enveloppée dans une *capsule* qui lui est particuliere & propre, & qui en porte le nom. Cette *capsule* est composée de deux lames ; elle est de toutes parts attachée par de petits filets de la derniere ténuité à la concavité de la *choroïde*. L'existence de ces lames ne peut d'ailleurs être niée, car si l'on fait geler le corps dont il s'agit, on apperçoit distinctement alors une quantité d'allongemens cellulaires & de cloisons entrecoupées d'une finesse extrême que jette dans toute l'épaisseur de cette masse la lame interne de la *capsule*, & qui pénétrent dans son fond le plus intime.

2°. Le *cristallin*, ou l'espece de lentille solide, située dans le *chaton* de l'*humeur vitrée*, vis-à-vis la *prunelle*, à quelque distance de *l'iris*, & semblable au cristal par sa transparence; il est composé d'un nombre infini de couches membraneuses paralleles, qui sont formées d'une multitude de vaisseaux que parcourt une liqueur diaphane & des plus déliées; ces couches ou ces pellicules infiniment tenues & concentriques pouvant être apperçues à l'aide du microscope, & séparées dans un *cristallin* desséché jusques à la réduction de ce corps, plus convexe d'ailleurs dans sa face postérieure que dans l'antérieure, en un petit noyau imperceptible. Il est renfermé dans une *capsule* particuliere, très-transparente, membraneuse, formée par la duplicature de la tunique *vitrée*; la lame externe revêt la face antérieure, la lame interne qui garnit le *chaton* dans lequel il est fixé en recouvre la face postérieure. La premiere de ces lames a paru au célebre M. Winslow, dans l'œil de l'animal dont il s'agit, composée de deux pellicules unies par un tissu spongieux, très-fin & très serré. Cette humeur est albumineuse de sa nature, elle se durcit au feu, tandis que *l'humeur vitrée*, qui est de nature gélatineuse, s'y réduit en une eau un peu salée, à l'exception d'une petite partie élastique, qui paroît être le tissu folliculeux qui la contient.

3°. L'*humeur aqueuse*, ou la sérosité très-limpide & très-fluide, qui n'a point de *capsule* particuliere, & qui occupant les deux *chambres* de l'*œil*, procure non-seulement des réfractions, mais empêche qu'il ne s'éteigne, que la *cornée lucide* ne se ride, qu'elle ne s'affaisse, & que de sphérique qu'elle est elle ne devienne plane, ainsi qu'on l'observe dans les chevaux morts ou mourans, lorsque cessant d'être poussée par l'action du cœur dans l'extrémité ou dans les porosités des artérioles qui la déchargent, elle ne chasse & ne soutient plus en dessous cette tunique, & ne la détermine plus en avant. Hoovius a pensé qu'elle est produite par une espece de transudation au travers des *humeurs vitrée* & *cristalline*, & que cette portion la plus limpide & la plus fine du suc nourricier de ces corps transparens, s'échappe au travers des pores de la *cornée*, pour faire place à l'*humeur* qui se produit de nouveau. Quoi qu'il en soit, elle maintient l'*uvée* suspendue, de maniere que cette tunique ne peut tomber ni sur la *cornée*, ni sur le *cristallin*; elle lubréfie, elle humecte, elle entretient la transparence des parties délicates qu'elle baigne & qu'elle arrose. Il est certain qu'elle est repompée dans la masse & reprise par de petites veines absorbantes; elle suinte aussi par les porosités de la *cornée lucide*; s'il en étoit autrement, elle s'accumuleroit de façon à causer l'hydropisie du *globe*, & dès qu'elle croupiroit, elle seroit bientôt viciée, colorée, épaissie. La preuve de sa régénération ou de son renouvellement est évidente dans l'opération de la cataracte par extraction ou par abattement ou abaissement.

20. Ce n'est qu'après s'être muni de toutes ces connoissances qu'on peut décider surement de l'intégrité de cet organe, de la réalité, comme des raisons de sa dépravation & des causes des dérangemens multipliés dont sont susceptibles les instrumens nombreux qui concourent à ses fonctions, car on ne doit attendre & espérer aucun secours certain d'une expérience informe & dénuée de toute théorie.

Je veux examiner les *yeux* d'un cheval. Je le place à l'abri du grand jour pour diminuer jusqu'à un certain point la quantité des rayons lumineux, & je le fais ranger de maniere à m'oppoſer à la chûte de ceux qui tombant trop perpendiculairement, cauſeroient une confuſion qui ne me permettroit plus de diſtinguer clairement les parties. Je fais attention encore à ce qu'aucun objet capable de changer la couleur naturelle de l'*œil*, en s'y peignant, ne ſoit voiſin de l'abri que j'ai choiſi, & il eſt bon de ſavoir que pluſieurs maquignons, dans le deſſein de déguiſer les défauts des *yeux* des chevaux qu'ils vendent, ont le ſoin trompeur de faire blanchir le mur qui ſe trouve vis-à-vis la porte des écuries où ils les font arrêter, pour en ſoumettre les *yeux* à la critique des acheteurs.

Quoi qu'il en ſoit, je me place enſuite moi-même de maniere à chercher les différens points d'où je pourrai diſtinguer le plus clairement toutes les portions de l'organe dont je me propoſe de juger, & j'en conſidére :

1.° La *grandeur*. Elle eſt une beauté dans le cheval comme dans l'homme. De petits *yeux* ſont nommés *yeux de cochon*.

2.° La *poſition*. Ils doivent être à fleur de *tête*. Des *yeux* enfoncés donnent à l'animal un air triſte & ſouvent vicieux ; de *gros yeux*, des *yeux* hors de la *tête* le font paroître hagard & ſtupide.

3.° L'*égalité*. Un *œil* grand, & l'autre petit doivent inſpirer de la défiance. Il eſt vrai que cette diſproportion peut être un vice de conformation ; & alors les *yeux*, quoiqu'inégaux, n'en ſont pas moins bons. On diſtingue le vice de conformation de celui qui eſt contre nature, en ce que dans le dernier cas les parties qui défendent le *globe*, ou celles qui l'entourent, ou celles qui le composent, ne se montrent jamais dans un état sain.

4.° Les *paupieres*, leur aglutination, la rétraction, l'abaissement involontaire de la *supérieure*, le relâchement ou le renversement de l'*inférieure*, qui, comme nous l'avons remarqué, si elle est douée de mouvemens ne peut en avoir que de très-obscurs, les tumeurs qui surviennent quelquefois à l'une & à l'autre, le doublement des *cils* qu'on remarque au bord de la *supérieure*, l'*inférieure* en étant dépourvue, ainsi que nous l'avons dit, un hérissement de ces mêmes *cils* produit par différentes causes, qui en détermine & en dirige la pointe contre la *cornée*, &c. sont autant de circonstances maladives. On doit sur-tout faire attention à la *paupiere inférieure*, fendue dans quelques chevaux à l'endroit du *point lachrymal*. Cette fente est occasionnée par l'acreté des larmes qui découlent dans le cas de la fluxion périodique qui a fait appeller très-improprement l'animal qui en est atteint, *cheval lunatique*. Au surplus, cette maladie est annoncée encore par d'autres signes constans, hors le moment du période, & dans l'instant où il existe; tels sont, hors le moment, la disproportion des *yeux*, celui qui est attaqué étant plus petit que l'autre, le trouble de ce même *œil*; & dans l'instant de la fluxion, l'enflure des deux *paupieres*, principalement de l'*inférieure*, l'inflammation de la *conjonctive*, un écoulement continuel de larmes, la couleur de l'*œil* dont l'obscurcissement présente celle d'une feuille morte, la folie & les actions effrénées de l'animal, &c.

5.° La *netteté*, ou la *diaphanéïté*, sans laquelle on ne peut discerner clairement ni l'*iris*, ni la *prunelle*, ni les *fungus*, & porter ses regards au-delà. Elle dépend de celle de la *cornée lucide*, & de celle de l'humeur aqueuse, renfermées dans les *chambres antérieures & postérieures*. Une tache, une taie, ou un véritable *albugo* qui s'étend plus ou moins sur la premiere de ces parties en occasionnent, suivant leur épaisseur, le plus ou le moins d'opacité, & si le point d'obscurcissement est borné, mais se trouve placé vis-à-vis de la *prunelle*, il intercepte l'entrée des rayons lumineux & l'animal ne peut recevoir l'impression des objets. Il en est de même dans la circonstance de l'épaississement de l'*humeur aqueuse*, dans celle d'une collection de matiere purulente derriere la *cornée lucide*, en conséquence de quelques coups; enfin dans l'obscurcissement plus ou moins considérable de cette même *humeur*, à raison d'une cause quelconque; suivant le dégré de ce même obscurcissement, les objets sont entierement dérobés, ou ne frappent l'*œil* vicié que d'une maniere très-indistincte. Il faut savoir aussi que dans les poulains, dans ceux qui jettent, ou qui sont prêts à jetter, dans ceux qui mettent les dents & sur-tout les coins & les crochets, comme dans les chevaux qui sont atteints de quelques maladies graves, la *cornée* & même l'*humeur aqueuse* sont plus ou moins chargées de nuages; elles s'éclaircissent peu-à-peu & par dégrés insensibles, à mesure que l'auge se vuide ou se dégage, que le sang se dépure, que la dentition s'acheve, & que les maux cedent à l'efficacité des remedes. Du reste, pour bien juger de l'étendue de l'opacité ou du trouble de la *cornée*, il faut nécessairement que l'observateur en parcoure tous les points, en se plaçant de maniere à les suivre, & en variant sa position pour diversifier les jours. Il faut encore, lorsqu'il est question de s'assurer si l'opacité ou l'obſcurciſſement ne réſide que dans l'*humeur aqueuſe*, la *cornée* étant parfaitement intacte, qu'il ſe place de côté, & qu'il laiſſe la *cornée lucide* entre le jour & lui ; ſi les rayons lumineux pénétrent cette membrane également dans toute ſa ſurface & dans toute ſa ſuperficie, le défaut ſera inconteſtablement dans l'*humeur*.

6.° La *cornée opaque*, dont la portion apparente occupe dans certains chevaux plus d'eſpace que dans d'autres. Cette circonſtance a fait appeller les *yeux* dans leſquels cette tunique propagée diminue l'étendue de la *cornée lucide*, des *yeux cerclés*. On a même penſé qu'ils étoient totalement défectueux ; mais cette idée eſt deſtituée de tout fondement, car on ne voit pas comment cette anticipation pourroit intéreſſer l'organe. Nous avons dit que la *conjonctive* qui tapiſſe la ſurface interne ou poſtérieure de la *paupiere*, ſe replioit pour s'étendre ſur la *cornée opaque* ; ainſi la rougeur qui caractériſe ce qu'on nomme *ophtalmie*, eſt véritablement l'inflammation de cette membrane lâche, mobile & tranſparente, & non celle de la *cornée*.

7.° Le *criſtallin* ſitué plus près de la *cornée lucide* que de la *rétine*, & dans un lieu où ſon centre paſſe par l'axe de la viſion & le forme. Ce corps étant tranſparent, & n'ayant aucune couleur par lui-même, ne peut pas être diſtinctement apperçu. On n'entrevoit auſſi dans un *œil* ſain, au-delà de la *prunelle* qu'une couleur noire, qui n'eſt autre choſe que la reflection naturelle de l'*uvée*, au travers des humeurs du *globe*. Dans des vieux chevaux il devient terne, comme dans l'âge de caducité des hommes. Dans d'autres on le trouve quelquefois opaque, & cette opacité régne dans tout le contour ovale de la *prunelle* ; alors ce corps lenticulaire

ticulaire est plus terne, il présente une couleur blanche, verdâtre, & comme transparente ; & l'*œil* est dit, *cul de verre*. Cette opacité gagnant peu-à-peu toute l'étendue du *cristallin*, il en résulte ce que dans l'*œil* humain on appelle *cataracte* ; & ce que dans l'*œil* des chevaux on a nommé *dragon*. Assez communément cette maladie commence aussi par quelques points blancs très-petits, & en quelque sorte imperceptibles, principalement aux yeux de ceux qui n'ont aucune idée de la conformation de cet organe, mais dans tous les cas le *dragon* une fois formé & parvenu à sa maturité abolit totalement le sens, en s'opposant au passage des rayons de lumiere. Il n'est point en effet l'organe essentiel & principal de la vision ; sa présence est nécessaire seulement à la perfection de la vue, car la faculté de voir n'est pas anéantie par son absence ; aussi dès que ce corps opaque a été détrôné, abattu, ou pour mieux dire, extirpé, ce qui est une opération bien plus sure, l'animal discerne à la vérité plus confusément les objets, mais il recouvre la puissance qu'il avoit perdue.

8.° Les *mouvemens de l'iris*. On a vu entre l'*uvée* & l'*iris* deux plans de fibres charnues, les fibres de l'un d'eux environnant la *prunelle* & resserrant par leur contraction cette ouverture, sa dilatation étant opérée par les fibres du second plan. Le premier de ces mouvemens a lieu dans l'*œil* exposé au grand jour, le second dans l'*œil* exposé à une lumiere plus foible, ou réduit à l'obscurité ; or il est des chevaux dont les *yeux* paroissent parfaitement beaux & sains, & qui sont néanmoins privés de la faculté de voir, & il n'est d'autres moyens de juger en eux de l'abolition de la vue, que celui de s'attacher à l'examen de ces mêmes mouvemens.

Abaissez la *paupiere supérieure*, tenez-la dans cet état pendant un instant ; laissez ensuite ouvrir l'*œil*, remarquez si la *prunelle* se resserre, & à quel point est portée cette action ; dès qu'elle est totalement dénuée de mouvement, le sens est irrévocablement aboli. On peut encore procéder à cet examen d'une maniere plus sure. L'animal placé, comme nous avons dit qu'il devoit l'être, faites-le reculer insensiblement dans un lieu plus obscur, la *prunelle* doit se dilater alors visiblement. Ramenez-le en avant & pas à pas ; à mesure qu'il revient au grand jour, la *prunelle* doit se resserrer. Cette méthode est d'autant plus certaine, qu'en s'y conformant exactement, tous les mouvemens de la *pupille* sont extrêmement sensibles, & qu'on peut observer en même temps ses divers états dans les deux *yeux*, conclure du plus ou moins de constriction le plus ou moins de sensibilité de l'un & de l'autre, & décider parfaitement de la force, de la foiblesse, de l'égalité & de l'absence de la faculté de la vue dans l'animal.

Des naseaux & du nez.

21. La facilité de la respiration de l'animal dépend principalement du passage que livre à l'air l'ouverture des *naseaux*. En effet, la plus grande quantité de celui qui est inspiré & expiré, passe par les *fosses* ou *cavités nasales*, car dans les temps froids où les vapeurs des poumons se condensent & forment une espece de nuage, on les voit sortir à chaque expiration en abondance, tandis que des vapeurs semblables ne s'échappent de la bouche que très-insensiblement.

On doit considérer dans les *naseaux*,

1.° Leurs *orifices externes*, dont le diametre considérable est un présage de l'étendue de celui des *fosses nasales*, & peut par conséquent garantir la liberté de l'entrée & de la sortie de l'air dans les poulmons. Ces *orifices* étant trop resserrés, cette liberté ne sauroit subsister, & l'étroitesse des *fosses* est souvent une des causes du bruit qui suit dans l'animal l'action de la respiration, attendu qu'en pareil cas elle demande des efforts de sa part, pour chasser & attirer l'air. Quelques peuples, pour donner de l'haleine à leurs chevaux, & surtout pour les empêcher de hennir, leur fendent les *naseaux* à leurs *orifices*. Cette pratique est très-bonne, spécialement lorsqu'il s'agit de chevaux destinés pour des partisans, ou d'autres militaires chargés d'aller à la découverte. Dans les *orifiees* ou dans les *naseaux* artificiellement dilatés ou fendus, l'air expiré avec force au moment où l'animal veut hennir, rencontrant moins d'obstacles & souffrant une moindre collision, en est expulsé sans bruit.

2.° La *membrane pituitaire* ou *muqueuse*, qui tapisse exactement les *fosses*; elle est d'une couleur vive & vermeille dans les chevaux sains, d'une couleur éteinte, pâle, blanchâtre, & quelquefois jaunâtre dans quelques-uns de ceux qui sont malades, & d'une rougeur considérable, quand elle est enflammée. Elle est très-visible dans le cheval qui est animé & en action, parceque la respiration étant en lui plus fréquente, ses *naseaux* s'ouvrent de plus en plus & la laissent paroître; on doit prendre garde qu'elle ne soit atteinte d'ulceres chancreux, ce qui arrive dans la morve, & ce qui est un des signes univoques de cette maladie.

3.° L'*humeur muqueuse*, séparée du sang dans les glandes, & par l'extrémité des vaisseaux de cette même membrane, humeur destinée à former l'enduit qui doit maintenir les mammelons nerveux dans la souplesse requise & nécessaire, à parer au dessèchement, à la corrugation qui seroient l'effet des impressions & du contact continuel de l'air sur la membrane, & à modifier & régler en quelque façon la sensation.

Dans l'état sain, la secrétion n'en est pas moins abondante; elle est aqueuse, subtile, elle tombe goute à goute, encore faut-il que l'animal ait été quelque temps en action; mais dans nombre de cas, & dans l'état contre nature, ce flux, en quelque maniere imperceptible, devient extrêmement ample, copieux, & même continuel, sans doute à raison de la disposition lâche & spongieuse de la tunique, dont le tissu peut, à en juger par les effets & par l'expérience, être plus aisément forcé dans le cheval que celui des autres couloirs, puisqu'elle est en lui la voie la plus ordinaire par où la nature fait sensiblement effort, & l'issue que le sang se choisit le plus communément pour sa dépuration. Alors l'*humeur* dont il s'agit est plus ou moins épaisse, ou blanchâtre, ou verdâtre, ou noirâtre, ou sanguinolente, ou inodore, ou plus ou moins fœtide, suivant les circonstances, & nous disons que le cheval *jette*; ce qui arrive dans la gourme, dans la morfondure, dans la fausse gourme, dans des fiévres pestilentielles & putrides, dans la circonstance d'une métastase ou du reflux de la circonférence au centre d'un virus psorique quelconque, &c. & nous observerons que dans le principe de la morve, l'écoulement n'a lieu que par un des *naseaux*, & sur la fin de la maladie par les deux ensemble.

4.° Les *fausses narines* totalement distinctes & indépendantes des *fosses nasales* ou *grandes fosses*. Elles sont formées par la peau qui sert latéralement de paroi à la cavité échancrée, que laissent les os maxillaires entr'eux & l'épine des os du nez. Elle se reflêchit, s'enfonce & se prolonge en montant jusqu'au principe de cette épine, où d'une part elle est une sorte de cloison qui divise les uns & les autres de ces os, & où de l'autre elle forme les *fausses narines*, c'est-à-dire, une poche ou une cavité d'environ cinq ou six pouces de longueur, en maniere de sac borgne ou de cul de sac. Cette poche retient une portion de l'air qui aborde avec impétuosité dans les *fosses*; elle recele en même temps une portion des corps odoriferes & actifs, dont la trop vive impulsion & la trop grande quantité auroient incontestablement causé un ébranlement & une irritation capables de blesser, d'éteindre, d'amortir le sentiment, ou de rendre la perception très-confuse. Plusieurs confondent cette cavité avec les *grandes fosses* dont l'entrée est directement derriere le cartilage transversal du côté du cartilage moyen, & les maréchaux qui y ont poussé des injections assez inutilement & sans effet, croyant de les adresser dans la vraie route, ne sont pas en petit nombre.

5.° *L'égalité de l'émission de l'air* par les deux *naseaux*, car l'une des *deux fosses* est embarrassée, si toutes les deux n'en fournissent pas un même volume lors de l'expiration. Tel est aussi un des signes de l'excroissance que l'on nomme *polype*, & que les auteurs en maréchallerie, ont appellée la *souris*. J'apperçois dans le cheval une respiration difficile, je porte ma main à l'orifice des *cavités nasales*, & selon l'amplitude du *polype*, je sens que l'une d'elles ne laisse échapper qu'une très-petite portion d'air, ou n'en fournit point du tout.

En ce qui ragarde le *nez* du cheval, il est certain que la *tête* doit se terminer toujours en diminuant inſenſiblement d'épaiſſeur, ce qui ſuppoſe une dégradation proportionnée; car dire que cette partie ſeroit belle, en ce que *le cheval boiroit dans un verre*, c'eſt ſe ſervir d'une expreſſion de marchand & de maquignon, qui n'offre rien de poſitif.

De la bouche.

22. La *bouche* n'eſt pas la partie du cheval qui exige le moins d'attention. Il eſt d'autant plus eſſentiel d'examiner avec ſoin toutes celles qu'elle comprend; que tels ſont le rapport & la relation intime qu'elles ont enſemble, que l'art d'emboucher l'animal & de l'aſſujettir par le mors, demande des combinaiſons infinies pour reparer les défectuoſités des unes, ſans porter la moindre atteinte aux autres. Ces points divers ne ſont pas cependant ceux qui attachent & qui arrêtent les connoiſſeurs ou les amateurs. Le plus grand nombre n'enviſage dans cette partie que les dents, pour s'aſſurer de l'âge, & ils laiſſent en arriere toutes les autres, comme ſi elles n'offroient rien d'important.

Il s'agit néanmoins d'enviſager dans la *bouche* en général,

1.° Ses *proportions*. Elle ne doit être ni trop, ni trop peu *fendue*. Dans le premier cas, le mors en force les coins & les extrémités de l'embouchure, s'y trouvant, pour ainſi dire, noyées, les font froncer & rider, c'eſt ce qu'on appelle, *boire la bride*, & alors l'embouchure & la gourmette ſont ſi fort déplacées, que l'appui eſt entierement falſifié. Dans des *bouches trop peu fendues*, l'embouchure ne trouve preſque point de place, & ne pouvant ſe loger, elle porte ſur les crochets, & fait froncer la lévre. On doit obſerver encore que communément les levres ſont en elles dures & épaiſſes, & l'appui des barres dur & faux.

2.° Son *tempérament*. On entend & l'on doit entendre par *belle bouche* celle dans laquelle on trouve un appui ferme & leger, c'eſt-à-dire, celle d'un cheval dont la tête n'eſt point ébranlée par les différens mouvemens d'une main ferme & bonne, & qui ne s'abandonne point, lors de la liberté que cette même main lui accorde dans l'action de rendre. De telles bouches ſont rarement ſeches; elles ſont au contraire fraiches, le cheval en *goutant* le mors & en le *mâchant* ſans ceſſe, bat & agite continuellement ſa ſalive, qui ſe montre alors ſous la forme d'*écume*. On peut dire que la bonté de cette partie & ſa grande facilité, naiſſent principalement de la légereté de l'animal, de ſa bonne inclination, de ſa franchiſe, de ſon haleine, de la capacité naturelle de ſes membres, &c. Comme ſon incertitude qui caractériſe ce qu'on nomme des *bouches égarées*, procéde ſouvent d'une ſenſibilité & d'une foibleſſe naturelle, de la conformation irréguliere de quelques-unes des portions de ſon corps, de quelques maux dont les jarrets, les pieds, les jambes & les reins peuvent être atteints, de la dureté des premieres embouchures, de la forte application des gourmettes mal ordonnées, des efforts exceſſifs d'une main dont les mouvemens ont été auſſi cruels qu'importuns & irréſolus, de la lenteur & de la foibleſſe de celle qui n'ayant aucune fermeté, a permis au cheval de ſe livrer à mille actions vagues dans leſquelles il s'eſt offenſé & bleſſé lui-même en s'appuyant inconſidérément, des leçons données ſans ordre & ſans jugemens, des arrêts ſubits & trop précipités, &c. & l'on doit ajouter à toutes ces cauſes qui conduiſent l'animal à *dérober les barres*, à *bégayer*, à ſe *déplacer*, à *tourner* la tête de côté & d'autre, à se *retenir*, à *s'arrêter*, à *battre*, à *tirer à la main*, à la *forcer*, celles d'un défaut de proportions dans les différentes portions qui entrent dans la composition de sa bouche.

Ces différentes portions sont,

1.° Les *levres*, l'une antérieure, l'autre postérieure. Il faut qu'elles n'aient ni trop d'épaisseur, ni trop de largeur, ni trop de molesse. Une *levre* postérieure trop épaisse, ce qui, comme nous venons de le dire, est le partage des *bouches* trop peu *fendues*, supportant totalement l'embouchure, s'oppose à son appui sur les *barres*. Celle qui n'a pas trop d'épaisseur, mais qui est trop large & molle, couvre facilement la *gencive*; elle se trouve infailliblement alors pressée par le canon, & la bouche du cheval en demeure ouverte, ou du moins amortie : elle appesantit par conséquent l'appui de la main, parcequ'elle empêche le fer qui doit porter sur les barres de prendre nettement & librement sa vraie place, c'est ce que l'on exprime ordinairement, en disant que le *cheval s'arme des levres*. La belle *levre* est donc celle qui justement proportionnée, & ne péchant par aucun des défauts dont je viens de parler, est si proprement logée, qu'elle ne permet pas d'appercevoir l'embouchure. Au surplus, on doit prendre garde à ce qu'elles n'aient point été entamées par des pieces mal polies & mal jointes: en ce cas on ne doit point mettre de mors à l'animal, jusqu'à ce que la blessure soit guérie. On doit faire attention encore à ce qu'elles ne soient point intérieurement semées d'une multitude de boutons, d'un très-petit volume, & qui empêchent l'animal de manger.

2.° Les *barres*, qu'il ne faut pas confondre avec ce que l'on nomme *gencives*, c'est-à-dire, avec ce tissu compact & serré, ou cette chair d'une espece singuliere, qui couvre les deux faces du bord alvéolaire des deux mâchoires, s'insinue entre les dents, environne le collet de chacune d'elles, y adhére étroitement, & les affermit dans leur situation. Elle garnit exactement aussi l'espace uni & dépourvu de dents & d'alvéoles, qui sépare les mâchelieres & les crochets: or c'est cet intervalle qu'on nomme proprement les *barres* dans la mâchoire postérieure. Ici il est bon d'examiner la conformation naturelle de l'os; il est tranchant dans son bord antérieur, mais il s'arrondit du côté de la face externe, & en descendant vers le crochet: or, c'est précisément sur cet *arrondissement*, ou sur cette *partie mi-ronde*, que doit être fixé l'appui de l'embouchure, en prenant garde néanmoins de ne pas l'asseoir si fort à l'extrémité du dehors de la barre, que l'embouchure puisse trébucher sur le bas de la *gencive*; car alors sa situation étant fausse, l'appui seroit désordonné. Il faut aussi faire attention à ne pas le faire porter sur la partie la plus haute, parceque la chair qui s'y trouve étant pressée entre le tranchant de l'os & le fer, seroit tellement offensée, que la douleur contraindroit l'animal à tenir la bouche ouverte, à grimacer, à remuer la mâchoire sans cesse de côté & d'autre, pour *dérober les barres*, c'est ce que nous appellons *faire les forces*.

3.° La *conformation de ces mêmes barres*, qui ne doivent être ni trop *hautes*, ni trop *basses*. Trop de sensibilité & trop de délicatesse acompagnent ordinairement le premier de ces défauts. Elles sont d'ailleurs, & alors, beaucoup plus exposées à l'action de l'embouchure, parceque la langue de l'animal n'en partage point, ou en partage très-peu l'impression, & ces sortes de *barres* sont aisément endommagées. Nous voyons même que cette hauteur excessive & superflue les rend incapables de l'habitude du plus léger appui. Que si quelquefois des chevaux en qui ces parties pèchent par le trop d'élevation, ont néanmoins la *bouché dure*, cette dureté ne peut être que l'effet des cicatrices & des sortes de calus qui ont suivi les meurtrissures & les plaies occasionnées par des embouchures mal ordonnées, & assez souvent par la dureté de mains ignorantes & cruelles, plaies qui renouvellées sans cesse par la même impression qui les a produites, ne se consolident que difficilement; aussi est-il très-essentiel de ne pas négliger de voir si les *barres* sont *calleuses*, ou *entamées*, ou même *rompues*. Que pourroit-on espérer en effet d'une *bouche*, dont ces parties auroient été griévement blessées? elles le sont quelquefois si fortement, que l'os en souffre, qu'on y apperçoit un gonflement considérable, une carie, des fistules, &c.

Les *barres basses* sont communément insensibles, rondes & trop charnues. Au moyen de cette imperfection, la langue est, pour ainsi dire, sur le même niveau, elle soutient en conséquence l'embouchure, elle essuie la plus grande partie de ses effets & des actions de la main du cavalier: delà un nouveau point de dureté, bien plus difficile à corriger & à vaincre, que si l'insensibilité ne naissoit que du seul défaut de hauteur. Il n'est pas impossible aussi que des chevaux, dont les *barres* sont *basses*, & l'appui très-dur, fassent sentir à la main une véritable irrésolution, qui proviendra alors des blessures que la *langue* ou les *levres* auront éprouvées de la part du mors, soit qu'il ait porté trop vivement sur la premiere de ces parties, soit que des pieces mal polies & mal jointes aient endommagé les autres.

4.° La *langue* logée dans l'espace que laissent intérieurement entr'elles les deux branches de l'os de la mâchoire postérieure; c'est aussi cet espace que l'on nomme le *canal*. Le trop d'épaisseur de la *langue* doit nécessairement rendre la *bouche* dure, les *barres* étant en effet alors à l'abri de l'effet de l'embouchure, & si le *canal* qui la reçoit n'a ni assez de largeur, ni assez de profondeur, l'élevation & la saillie de cette partie reçue, produira le même inconvénient. Il est au surplus des *langues pendantes*, il est des *langues serpentines*. Une *langue pendante* est fort désagréable à la vue; les *langues serpentines* remuent sans cesse, elles rentrent & sortent à tout moment, elles s'arrêtent fort peu dedans & dehors, & elles sont fort incommodes. On voit encore des chevaux qui, étant embouchés, replient leur *langue* & la doublent; d'autres la passent par dessus le mors; ces sortes de chevaux tiennent toujours la *bouche* ouverte. Il est possible de remédier à ces imperfections par la tournure & le choix des embouchures. Nous ajouterons que la *langue* peut avoir été ébréchée par une trop forte compression du fer, & coupée par celle des filets, ou le plus communément par les cordes ou par les longes du licol, que de très-mauvais palefreniers auront passé très-indiscretement dans la *bouche*. Elle peut aussi être attaquée d'une tumeur chancreuse, qui, la *rongeant* en très-peu de temps, sans qu'on s'en apperçoive, en cause quelquefois la chûte. C'est cette même tumeur qui arrive dans des maladies épidémiques, non-seulement aux chevaux, mais aux bêtes à corne. Nous croirions assez volontiers que ce mal est le même que celui que les anciens apelloient *pinsanesse*. Quant au *canal*, il est évident que le tissu qui a formé les *gencives*, diminue notablement de volume à l'extrémité postérieure du bord alvéolaire interne de la mâchoire, dont il s'agit ici ; il ſe confond avec la membrane interne de la *bouche*, & finit de chaque côté par un replis ou une coûture, en maniere de raphé, que l'on remarque dans ce même *canal* & ſous la *langue*. De ce replis partent les excroiſſances ou les allongemens, en forme de nageoires de poiſſons, que nous connoiſſons ſous le nom de *barbes* ou de *barbillons*, & qui font que les chevaux qui en ſont atteints boivent difficilement.

5.° Le *palais* qui ne doit point être trop charnu. On ſait que le tiſſu dont ſont formées les *gencives* dans la mâchoire antérieure, accroît conſidérablement en conſiſtance, à meſure qu'il parvient à la voûte palatine. Il la tapiſſe entierement, & là il eſt muni d'éminences & rempli de ſillons, évidemment tranſverſes dans le cheval, & fort obſcurs dans l'homme, qui s'étendent d'un bord de la mâchoire à l'autre, & qui dans l'animal ſont au nombre de dix-huit ou vingt. Ces rugoſités ſont comme autant de ſegmens de cercles, dont le milieu repréſente un petit angle aigu. Elles guident le maréchal qui ordinairement ouvre la veine palatine avec la corne de chamois, entre la quatrieme & la cinquieme. Quoi qu'il en ſoit, ſi la conſiſtance de ce même tiſſu eſt telle, que le montant de l'embouchure doive néceſſairement l'atteindre, ou il en ſera touché avec force, & bleſſé, & alors le cheval *bégayera*, *battra à la main*; ou il ſera touché foiblement, & en ce cas le cheval *portera bas*, & s'*appuiera* ſans ceſſe *ſur le mors*, pour fuir une titillation importune. Ce tiſſu du côté de la *bouche* & des *gencives* eſt liſſe & poli, même dans les rugoſités; dans la face qui regarde la voûte oſſeuſe, il eſt moins ſerré & preſque ſpongieux, ce qui facilite ſon union avec les os, union qui néanmoins dans de certains cas où le deſſéchement & la cortrugation sont extrêmes, n'est point telle, qu'il ne puisse en être séparé. Dans de jeunes chevaux, il se prolonge contre nature, & de maniere à anticiper sur les pinces. Cet événement est même assez fréquent; alors on dit que l'animal a la *feve* ou le *lampas*, maladie qui n'arrive qu'en conséquence du relâchement du tissu, continuellement abreuvé par la mucosité filtrée & séparée dans la membrane pituitaire, & qui se répand sur celle du *palais* par les ouvertures que lui présentent les fentes incisives. Dans les chevaux d'un certain âge, son épaisseur devient moindre; aussi regarde-t-on le décharnement du *palais* comme un signe de vieillesse. On trouve aussi quelquefois dans cette partie des élevures, des fentes, des boutons provenant de la saleté des alimens, d'un fourage piquant & chargé d'épines, de quelque inflammation produite par une cause quelconque, &c.

D'après toutes ces observations, il est aisé de décider si l'examen de toutes ces portions de la *bouche* est tellement indifférent, que la plupart de ceux qui se vantent d'être connoisseurs, aient raison de le négliger. Dès que c'est par l'entremise de cette partie, & en y sollicitant telle ou telle sensation, plus ou moins vive, que nous déterminons le cheval à l'obéissance, que nous l'invitons à telle action, que nous en réglons les mouvemens, & que nous en fixons la précision & la justesse, il faut du moins que nous nous assurions de la possibilité des conditions auxquelles nous pouvons le soumettre. Les principes d'après lesquels l'éperonnier devroit agir, portent sur la connoissance parfaite de la conformation de la *bouche*, de la conformation de quelques parties de l'animal, des situations respectives que la nature leur a assignées dans chaque individu, des rapports de force, de sensibilité & de mouvemens qu'elle a mis entr'elles & les autres portions du corps, & enfin des effets méchaniques de cette machine simple, destinée à entretenir, comme milieu, l'intime réciprocité du sentiment de la *bouche* de l'animal & de la main du cavalier ; or nous sommes bien certains que l'ouvrier par lui-même, quelqu'élégance, quelque solidité, quelque propreté qu'il mette d'ailleurs dans les formes, dans la construction & dans l'exécution, n'est nullement guidé par de telles lumieres. Ce seroit donc à l'homme de cheval, à l'homme véritablement instruit & connoisseur, à le diriger dans les différentes tournures, comme dans les différentes dimensions à donner aux parties du mors, & à lui en apprendre les résultats, dont cependant il faut convenir que la théorie générale des leviers ne donne pas toutes les solutions, parcequ'il entre dans les calculs auxquels on pourroit s'abandonner, en la consultant, une multitude d'élemens purement physiques, qu'il est de toute impossibilité d'apprécier.

De la barbe.

23. Les *branches d'*un *mors* de bride doivent être considérées comme un lévier engagé entre deux points opposés de résistance. Ces deux points de résistance sont les *barres* & la *barbe*. Le lévier agit sur les *barres* par l'embouchure qui doit être regardée comme une partie de ce lévier, puisque dans l'action & le repos ses parties sont à l'égard de celles de la branche qui la porte dans la même situation, dans le même arrangement, & qu'elles n'agissent directement que par le mouvement de cette branche. Il agit sur la *barbe* par la gourmette qui en fait aussi portion, parcequ'elle n'agit que par sa tension, qui la rend contigüe au lévier,

& ne peut souffrir aucun dérangement dans ses parties de la part de la puissance appliquée, & qu'enfin sa tension est toujours relative à l'action du lévier, comme l'effet du lévier est dépendant de sa tension & de son appui.

Il s'agit donc de considérer dans la *barbe*,

1.° Le *point sensible*. On sait qu'à la partie inférieure du bord postérieur de l'os de la mâchoire postérieure, il est une arrête résultant de la réunion des deux branches, que ce bord devient toujours plus tranchant à mesure qu'il approche de la symphise, & que cette arrête se noye & s'évanouit dans la convexité, que l'on appelle *le menton*; or c'est cette arrête qui forme le *point sensible* de la *barbe*; c'est sur elle que la gourmette exerce son impression, & doit faire effet; aussi disons-nous qu'elle doit porter dans le milieu, & non sur les côtés de l'os de la mâchoire. On exige avec raison que cette même gourmette appuie & repose sur celle de ses faces, qui se trouve platte; mais on n'a indiqué jusqu'ici aucun moyen sûr de distinguer cette face des autres: aussi voyons-nous des régimens entiers, & nombre de cavaliers & de cochers, dont les chevaux sont très-mal gourmés. Il eût été assez simple cependant de prescrire une regle certaine, en apprenant à ceux que l'on vouloit instruire, que cette partie du *mors* est toujours inévitablement sur la face desirée, lorsqu'après qu'elle a été mise en place, on ne peut appercevoir aucune des extrémités des mailles dont elle est formée.

2.° La *conformation*. Elle doit tenir un juste milieu entre la figure plate & concave, & celle qui seroit d'une hauteur excessive; dans l'un & dans l'autre de ces cas, la gourmette ne peut y être fixement assurée. Si elle est au surplus charnue, cicatriſée, calleuſe, & garnie de beaucoup de poils, le ſentiment qu'elle doit avoir, ne peut qu'être plus ou moins fortement émouſſé.

3.° Ses *proportions* avec les parties de la *bouche*. Sa grande ſenſibilité eſt un véritable défaut, ſur-tout lorſque l'intérieur de la *bouche* n'eſt pas aſſez ſolide; comme, par exemple, lorſque les *barres* ſont trop élevées & trop tranchantes, & que le *canal* ſe trouve en même temps trop profond & la *langue* trop enfoncée dans ce même *canal*; car dès-lors on ne peut concilier, combiner & proportionner les appuis, c'eſt-à-dire, adoucir celui de la gourmette, & augmenter le point de celui que l'embouchure doit faire ſur les *barres*.

De l'auge ou de la ganache.

24. De même que l'eſpace qui eſt entre les deux branches de la mâchoire poſtérieure, forme ce qu'on appelle intérieurement le *canal*, il en réſulte extérieurement ce que nous nommons l'*auge* ou la *ganache*.

On conſidérera,

1.° La *conformation* de ce même os, qui, trop gros, trop rond, couvert de trop de chair, & reſſerré dès-lors à l'angle de la mâchoire, rend la *ganache* quarrée, s'oppoſe à l'entrée ou à l'introduction d'une portion de l'encolure dans l'*auge*, & par conſéquent à ce que le cheval ſe place comme il le doit, & fait enfin de la tête une maſſe difforme, trop volumineuſe, & toujours lourde & peſante.

2.° La *netteté de l'auge*, ce *canal* extérieur devant être uni dans toute ſon étendue, & dégagé de tous corps ou glandes tuméfiées, qui le rempliſſent pissent dans des circonstances maladives ; celles qui se montrent le plus ordinairement alors, soit dans les poulains qui n'ont pas *jetté*, soit dans les chevaux atteints de la fausse gourme, de la morfondure, de la morve, &c. étant du nombre des glandes qui forment un paquet au-dessous de la peau à la partie supérieure de l'*auge* ; les vaisseaux qui en partent, déchargent dans les veines voisines la lymphe qu'ils charrient. Nous devons avertir ici que souvent il est des personnes qui se trompent, en cherchant à s'assurer par le tact de l'existence ou de la non-existence de la tuméfaction des corps glanduleux dans la partie dont il s'agit. On doit en effet faire attention que fréquemment l'extrémité de la base de la *langue* se présente comme un de ces corps au moyen de la saillie qu'elle fait. Pour ne pas se tromper sur cette élévation qui en impose, on passera le doigt sur la *barre* du cheval, on excitera alors un mouvement dans la *langue* ; à mesure qu'elle se meut, cette extrémité qu'on prenoit pour une glande, participant de ses mouvemens, ce corps glanduleux prétendu diminue & disparoît totalement, si la langue s'étend hors de la *bouche*. Il faut encore prendre garde à l'état de celles qui sont situées, une de chaque côté, au-dessous de l'*oreille*, entre la tubérosité de la mâchoire postérieure & le col. L'inflammation de ces mêmes glandes, l'augmentation de leur volume, leur dureté, sont les signes de la maladie, que les maréchaux appellent *avives*. Elles ont obtenu d'eux le même nom, & nous les connoissons ici, comme dans l'homme, sous celui de *parotides*.

Des dents, & de la connoissance de l'âge.

25. Le moyen de s'assurer de l'époque de la naiss-

ſance des animaux & d'en connoître l'âge, conſiste à obſerver la marche de la nature dans celui des points où elle eſt le plus invariable, & où elle s'éloigne le moins des loix & de la route qu'elle s'eſt preſcrite; ainſi la dentition, c'eſt-à-dire, le temps marqué pour l'éruption des dents, & le terme aſſigné pour la chûte de celles qui doivent tomber, & faire place à d'autres qui leur ſuccedent, étant uniformes & conſtans dans tous les chevaux, elle a été regardée comme la régle la plus certaine & la plus propre à faire juger du nombre des années acquiſes par les uns & par les autres. Nous ſimplifierons autant qu'il ſera poſſible, cette matiere obſcurcie par la maniere dont elle a été traitée par preſque tous les auteurs. Rejettant donc avec ſoin tout ce que d'autres recherches ſur les dents pourroient nous préſenter de découvertes curieuſes mais inutiles, & qui dès-lors n'enrichiroient pas l'art, & l'apauvriroient peut-être, en nous détournant de l'étude des objets néceſſaires;nous nous contenterons d'en conſidérer,

1°. Le *nombre* : le cheval en a quarante. Les jumens communément n'en ont que trente-ſix. Il en eſt néanmoins qui en ont autant que le cheval, & qui comme lui, ſont pourvues de *crochets*; celles-ci ſont appellées *bréhaignes.* Les uns les déclarent admirables pour le ſervice, & les excluent des haras; les autres les préferent dans les haras & les rejettent pour le ſervice. Des opinions auſſi diſtantes & auſſi oppoſées, ne prouvent ni un grand fond de principes, ni même une ſorte d'adreſſe à mettre à profit les leçons de l'expérience: leçons qui devroient tout au moins concilier les eſprits ſur des points de fait.

2°. La *ſituation*: il en eſt dans les parties latérales poſtérieures, en-delà des *barres*; dans les parties latérales ; en deça des *barres*, & dans les parties antérieures ou inférieures de la *bouche*. Les premieres sont au nombre de vingt-quatre, six à chaque côté de chaque mâchoire ; on les nomme *machelieres* ou *molaires* ; elles ne servent en aucune façon à la connoissance & à la distinction de l'âge. Les secondes sont au nombre de quatre, une à chaque côté de chaque mâchoire ; les anciens les appelloient *écaillons* ; nous les appellons *crochets* ; ces *dents* sont celles dont les cavales sont ordinairement privées ; elles sont très-petites en elles, lorsqu'elles en ont : on a vu des chevaux qui n'en avoient point, mais le cas est rare. Enfin, les troisiemes sont au nombre de douze, six à chaque mâchoire, & ces douze *dents*, ainsi que les quatre qui constituent les *crochets*, sont les seules à envisager ici.

3°. La *structure* : elles sont molles dans leur origine ; elles ne présentent alors qu'une vessie membraneuse encore tendre, & garnie à l'extérieur d'une humeur muqueuse. Cette vessie partagée par divers cloisons enduites de cette même humeur dans les *mâchelieres*, abonde en vaisseaux sanguins & nerveux ; elle se durcit insensiblement, & la substance muqueuse devenant toujours plus compacte, forme ce que nous appellons le *blanc* ou l'*émail*. Quoi qu'il en soit, les *dents* humaines & les *dents* de l'animal dont il s'agit, different, en ce que cette petite vessie fermée en-dessus dans le premier, est ouverte dans le second ; ainsi la cavité de la *dent* paroît & se montre au-dehors dans celui-ci, tandis qu'elle est intérieure dans l'autre, & qu'on n'en apperçoit pas le moindre vestige. C'est cette même cavité qui s'efface avec l'âge, & lorsqu'elle est remplie, nous disons que le cheval a *rasé*. Il est encore dans son milieu, une eſpéce de tache noire, qui ſouvent diſparoît dans la *dent raſée* ou remplie ; & c'eſt cette même tache qu'on a déſignée par le nom de *germe de feve.*

4°. L'*éruption* : quelques jours après que le poulain eſt né, on voit quatre *dents* qui percent ſur le devant de la mâchoire, deux deſſus & deux deſſous. Peu de temps après on en voit encore percer quatre autres à chaque côté des premieres venues, & toujours deux deſſus & deux deſſous ; enfin il en pouſſe après un certain eſpace de temps écoulé, quatre autres ſituées à chaque côté des huit premieres, en ſorte qu'on apperçoit alors douze *dents de lait* à la partie antérieure de la *bouche* de l'animal, ſix deſſus & ſix deſſous. Ces *dents de lait* ſont plus petites, plus courtes, plus blanches que celles qui leur ſuccéderont, & que nous appellons *dents de cheval*, car celles-ci ſont au contraire larges, plates, jaunes & rayées depuis le col ou leur ſortie des alvéoles, juſqu'à la table. On a prétendu que les premieres ſont encore deſtituées de cavité ; le fait eſt évidemment faux : elles en ont une comme les ſecondes, c'eſt-à-dire, comme les *dents de cheval* ; & il ſeroit à ſouhaiter qu'on eût remarqué l'époque préciſe où cette cavité s'efface ſucceſſivement en elles ; & où ces *dents* raſent & ſe rempliſſent. Les avantages de cette obſervation ſeroient la certitude avec laquelle on pourroit diſtinguer l'âge du jeune animal, juſqu'au moment de la chûte de ces mêmes *dents* ; certitude qui nous garantiroit du piége qu'on peut nous tendre, en nous vendant un poulain d'une année, d'une conſtitution forte & qui auroit bien profité, pour un poulain ayant *deux ans.* Elle nous ſauveroit encore de l'erreur à laquelle peut nous conduire la friponnerie &

la mauvaiſe foi de certains Maquignons qui arrachent huit *dents de lait* à des poulains, pour hâter l'éruption des *dents de cheval*, & qui nous mettent par ce moyen, dans le cas de penſer qu'un poulain d'un an & demi ou deux ans, en a quatre; ſurtout, ſi ces mêmes Maquignons ont le ſoin de frapper adroitement la *gencive* à l'endroit où le *crochet* doit percer, & d'y faire naître une dureté qu'ils préſentent comme une preuve que le *crochet* eſt prêt à ſortir.

5°. Le *changement* ou la *chûte*. La même régle qui a été ſuivie dans l'éruption des *dents* dont nous venons de parler, ſubſiſte dans leur mutation. Ces dents ne varient point juſqu'à l'âge de deux ans & demi, trois ans; & la raiſon de l'incertitude de l'époque où d'autres leur ſuccéderont, naît de celle dans laquelle tout acheteur doit ſe trouver relativement à la différence de la nourriture qu'on aura donnée au poulain: s'il a été mis au ſec de bonne heure, le changement s'exécutera à deux ans & demi; s'il a été nourri plus long-temps à l'herbe, il s'effectuera plus tard.

Quoi qu'il en ſoit, les premieres *dents* ſont, ainſi que nous l'avons dit, au-devant de la *bouche*, deux deſſus & deux deſſous. Lorſqu'elles feront place à quatre autres rangées dans le même ordre, l'animal aura deux ans & demi, trois ans; & ces nouvelles *dents* qui ſeront des *dents* de cheval, ſeront appellées les *pinces*.

Les ſecondes *dents de lait* ſont à côté de celles-là, deux deſſus & deux deſſous; lorſqu'elles tomberont, l'animal aura trois ans & demi, quatre ans, & ces nouvelles *dents* ſeront appellées les *mitoyennes*.

Enfin, lorſqu'il aura acquis quatre ans & demi,

cinq ans, les troisiemes *dents de lait*, situées à côté de celles-ci, deux dessus & deux dessous, feront place à quatre autres que nous nommerons les *coins*. Dans cet état, on dit que l'animal *a tout mis*, & il perd dès-lors le nom de poulain, pour prendre celui de cheval.

6°. L'*effacement de la cavité* qui se montre extérieurement dans la table de chacune des secondes *dents* antérieures. Tant que cette cavité existe dans les unes ou les autres de ces *dents*, on dit, ainsi que nous l'avons observé, que le cheval *marque*, comme on dit qu'il a *rasé* lorsqu'elles sont toutes remplies. A l'égard du *germe de feve*, il n'importe aucunement à la connoissance de l'âge, parceque c'est par la cavité subsistante ou évanouie qu'on en peut juger, & non par la présence de cette tache noire, qui n'est d'aucun indice à cet égard.

La marche de la nature est ici la même que dans l'éruption; toutes ces *dents raseront* à mesure que l'animal avancera en âge & néanmoins jusques à un certain période de sa vie; mais les premieres sorties seront celles en qui l'*effacement* aura plutôt lieu; ainsi dans un cheval qui a *tout mis*, c'est-à-dire, dans lequel on trouve les *pinces*, les *mitoyennes* & les *coins*, avec la cavité qu'on remarque dans la table de chacune de ces *dents*, & qui a, comme nous l'avons dit, quatre ans & demi, cinq ans, les *pinces raseront* les premieres, & leur cavité remplie, l'animal aura six ans. Les *mitoyennes raseront* ensuite, l'animal aura sept ans. Enfin, les *coins* étant *rasés* à leur tour, l'animal aura huit ans.

La mâchoire antérieure n'ayant point de mouvement, les *dents* logées dans les alvéoles, sont moins exposées à l'effet du frottement; aussi ne *rasent*-elles point aussi-tôt & en même temps que celles de la mâchoire postérieure. Des observations répétées mille fois, nous ont appris qu'en suivant le temps où elles cessent de *marquer*, on a un renseignement très-sûr sur l'âge de l'animal, au-delà des huit premieres années. En effet, à huit ans & demi , neuf ans , les *pinces* supérieures *rasent* ; à neuf ans & demi , dix ans les *mitoyennes* ; à dix ans & demi , onze ans & quelquefois douze ans les *coins*. Au-delà de ce terme de douze ans, il ne nous reste plus de signes décisifs, & nous pouvons seulement juger de la vieillesse du cheval par la situation de ses *dents* antérieures qui semblent porter moins à plomb les unes sur les autres, & s'avancer sur le devant de la bouche, & par les *crochets*, tant de la mâchoire postérieure que de l'antérieure, qui sont alors arrondis, émoussés, & qui ont perdu toute leur canelure. Nous croyons devoir ajouter, que l'éruption des *dents* que nous nommons ainsi, ne peut jamais être une preuve certaine des termes différens & appercevables de la vie de l'animal. Tous ceux qui s'en feront un principe de décision tomberont dans l'erreur par une infinité de raisons; la premiere, est que les jumens n'en ont pas ordinairement ; or, comment en arbitreroient-ils l'âge ? La seconde, est que l'on a vû des chevaux qui en étoient privés; la troisieme, que leur protrusion n'a pas toujours lieu dans un ordre fixe & constant, les *crochets* de la mâchoire postérieure perçant communément à trois ans & demi, quatre ans ; ceux de la mâchoire antérieure à quatre ans, quatre ans & demi; mais quelquefois les premiers étant prévenus par les seconds; d'où il suit que les personnes qui s'attachent à la considération de ces *dents*, partant d'un point non solide & non stable, asseoient leur jugement ſur le fondement le plus foible & le plus fragile.

Au ſurplus, tous les indices d'une vieilleſſe certaine, autres que ceux dont nous avons parlé, & auxquels beaucoup de gens ſe rapportent encore, ſont abſolument faux; tel eſt celui d'un nouveau nœud on d'une nouvelle vertebre de la queue qu'on croit ſurvenir à l'âge de quatorze ans; tel eſt celui des ſalieres creuſes, des cils blancs, des plis comptés de la levre ſupérieure, plis qu'on a dit être en même nombre que les années du cheval; tel eſt enfin le plis conſervé dans la peau de l'épaule, lorſqu'on l'a pincée. &c. &c.

7.° La *permanence de la cavité*, permanence qui conſtitue les chevaux, que nous appellons *beguts*. Il en eſt de trois eſpeces. La premiere comprend ceux qui *marquent* toujours & à toutes les *dents*; la ſeconde, ceux qui *marquent* toujours aux *mitoyennes* & aux *coins* ſeuls; & la troiſieme eſt formée de ceux en qui les *coins* ſeuls ne *raſent* jamais. Il eſt aiſé de reconnoître les chevaux *beguts* de la premiere eſpece, en conſidérant la profondeur de la cavité des dents. A l'âge de cinq ans faits, il eſt certain que celle des *pinces* doit être moins conſidérable que celle des *mitoyennes* & des *coins*, & celle des *mitoyennes* moins profonde que celle de ces dernieres *dents*; or, dans la ſuppoſition d'un cheval *begut* de toutes les *dents*, l'égalité de la cavité des unes & des autres eſt une preuve qu'il eſt *begut* de la premiere eſpece. Celui qui ne marque qu'aux *mitoyennes* & aux *coins* eſt facilement apperçu *begut*, ſi l'on compare la cavité de ces dernieres *dents*; & quant au cheval *begut* de la *dent* du *coin* ſeulement, il faut recourir aux *dents* de la mâchoire antérieure, dont peut-être il ne ſera pas *begut*, & examiner l'arrondiſſement, la canelure des crochets, &c. &c. Les jumens & les chevaux hongres, sont plus communément *beguts* que les chevaux entiers.

8.° La *permanence du germe de feve*, permanence qui constitue les chevaux que l'on pourroit appeller *faux beguts*; elle n'annonce rien; la seule marque que l'on doive consulter, étant la cavité de la *dent*.

9.° La *marque*, ou la *cavité artificielle*, d'où résultent les chevaux dits *contre-marqués*. Cette cavité pratiquée dans les *dents*, quand la cavité naturelle est évanouie, avec un burin d'acier semblable à celui que l'on emploie pour travailler l'ivoire, est une fraude de la part des maquignons. Cette fraude n'en impose qu'à ceux qui ne considerent pas attentivement la *dent*. L'objet du maquignon est de persuader que le cheval qu'il a *contre-marqué*, *marque* encore; mais les traits de burin, la facilité d'enlever le *germe de feve*, imité avec l'encre grasse qui a été vuidée dans la cavité factice, ou l'impression du feu remarquable par le cercle jaunâtre qu'on apperçoit aux environs du trou fait dans la *dent*, quand elle a été brulée, garantissent aisément du piege, sur tout si l'on a soin de nettoyer ces parties de l'écume excitée par la mie de pain, séchée & pilée avec du sel, que ces mêmes maquignons ont attention de mettre dans la bouche de l'animal, à l'effet de mieux deguiser la fourberie.

10.° Les *autres marques* qui peuvent indiquer le cheval qui a le *tic*. Nous appellons de ce nom toute habitude contractée, de quelque nature qu'elle puisse être. Ainsi le cheval qui se berce continuellement de droite à gauche, & de gauche à droite, a le *tic*, & ce *tic* est le *tic de l'ours*, parceque ces sortes d'animaux font sans cesse ce mouvement. Celui qui se campe mal, ou qui mord, ou qui rue, ou en qui l'on remarque enfin une action fréquente & réitérée, consistant à ronger la mangeoire ou le ratelier avec les *dents* de la mâchoire antérieure & postérieure, ou de l'une de ces mêmes mâchoires, cette action étant suivie & accompagnée d'un bruit ou d'une flatuosité désagréable, soit qu'elle soit encore exécutée en l'air, ou sur la bride, ou sur le timon, est un cheval *tiqueur*. Il est aisé de reconnoître aux *dents* ceux qui *tiquent* sur la mangeoire, sur le ratelier, & même sur le timon. Dans le cas où ils appuient toutes les *dents*, les *mitoyennes* & les *pinces* de dessus & de dessous paroissent usées; dans celui où ils n'emploient que les *dents* de l'une ou l'autre mâchoire, ces mêmes *dents*, c'est-à-dire, les *mitoyennes* & les *pinces* de la mâchoire dont ils *tiquent*, sont très-différentes de celles dont ils ne *tiquent* pas.

Il est bon de savoir encore que l'éruption des *dents* antérieures, & plus communément encore celle des *crochets*, est extrêmement douloureuse. La protrusion violente de ceux-ci cause des flux de ventre ou diarrées considérables, & souvent l'obscurcissement de la vue. La sortie des *dents molaires* ne produit pas les mêmes inconvéniens. Celles-ci ont des aspérités dans les chevaux avancés en âge; elles les incommodent beaucoup, en ce que la *langue* & les *joues* en sont piquées & offensées. Dans cet état, ils ne peuvent broyer les alimens, ils n'en tirent que le suc. Des pelottons de foin machés & en réserve entre les *joues* & les *dents*, tombent à terre ou dans la mangeoire; c'est ce que l'on exprime, en disant que le cheval fait *grenier*, ou fait *magasin*.

Nous ajouterons que les *dents* de cheval sont encore sujettes à la carie, mais beaucoup moins que celles de l'homme; qu'il est des chevaux qui ont des *surdents*, c'est-à-dire, des *dents surnuméraires* poussées à l'une & à l'autre mâchoire, soit en dehors, soit en dedans ; enfin qu'il est des *dents* que nous appellons *dents de loup*, & telles sont celles qui s'avancent en dedans ou en dehors, & qui n'étant pas dans leur situation naturelle, fatiguent considérablement l'animal. Les premieres au-dessus des *crochets*, & quelquefois les *crochets* eux-mêmes sont dans cette position.

De l'encolure.

26. L'*encolure* donne à l'animal dans son avant-main des graces, de la beauté, de la noblesse & de l'agrement. Sa bonne ou sa mauvaise conformation décide aussi en partie des qualités qu'on recherche en lui.

On en considérera,

1°. La *longueur*, qui doit être proportionnée au corps, & elle sera telle, si elle égale celle de la *tête*. Des *encolures courtes* sont ordinairement épaisses & chargées ; elles rendent le cheval pesant à la main : d'une autre part les *encolures molles* & *effilées* sont foibles ; les chevaux en qui elles sont ainsi conformées, *battent* sans cesse *à la main*, ils ne peuvent soutenir un appui ferme, comme ceux en qui elles ont trop d'épaisseur ont ordinairement un appui sourd. Cette partie étant un corps intermédiaire entre la main du cavalier & la bouche du cheval, on doit comprendre que trop de flexibilité ou d'inflexibilité influe nécessairement sur la bonté & la sensibilité de la *bouche*.

2.° La *sortie* du garot. Une *encolure bien sortie*, monte & s'éleve sur le champ, en diminuant imperceptiblement & peu-à-peu d'épaisseur, jusqu'à la tête, & en se contournant, à mesure qu'elle en approche. La perfection de ce contour forme ce que nous appellons des *encolures bien rouées*. Si le contour, l'arc, ou la rondeur se trouvent en dessous, au lieu d'être en dessus, l'*encolure* est dite *renversée*, ou *encolure de cerf*; alors elle ne sort point directement du garot, elle naît d'une espece d'enfoncement qu'on appelle coup de *hache*, & elle donne au cheval la facilité de s'*armer*. Il faut aussi que la partie inférieure d'une *encolure bien sortie*, descende jusqu'au poitrail en forme de talus; si au contraire elle tombe à plomb, elle est dite *fausse*; & lorsque la partie supérieure tombe, incline & panche plus d'un côté que d'un autre, elle est dite *penchante*. Celles-ci, bien-loin d'être *tranchantes*, comme elles doivent l'être, près de la *criniere*, sont en cet endroit très-charnues, & c'est sous le poids de cette chair que cette même partie succombe. Ce défaut existe dans la plupart des chevaux entiers d'un certain âge.

3.° Les *crins* ou la *criniere*. Ils doivent être longs & en petite quantité; l'*encolure* ne doit point en être surchargée; elle en doit être médiocrement garnie; une *criniere* large & trop fournie gâte cette partie, & elle exige des soins extrêmes de la part des palefreniers. Elle est assez ordinairement trop épaisse dans les chevaux entiers; on y remédie, en arrachant une certaine portion des *crins* qui la forment. Les chevaux de trait & de labour, en qui ce défaut existe, sur-tout dans la partie qui avoisine le garot, & à l'*encolure* desquels on observe quantité de plis, sont sujets à une espece de gale qui corrode le poil & fait tomber les *crins*. Cette gale ou cette maladie a été appellée le *roux vieux*. On doit prendre garde aussi qu'il n'y ait dans le cheval aucune tumeur sur le sommet de l'*encolure*, près de la *tête* ou sur le sommet de la *tête* même, entre les deux oreilles; ces tumeurs de l'espece de celles qu'on appelle dans l'homme, le *talpa* & le *testudo*, ayant souvent des suites très-dangereuses.

Du garot.

27. On doit considérer dans le *garot*:

1.° La *hauteur*. Plus il est élevé, plus l'*encolure* paroît belle. S'il est bas au contraire, l'*encolure* semble toujours mal sortie & la selle ne pouvant être fixée & se tenir à sa place, avance & porte continuellement sur les épaules.

2.° La *conformation*. Il doit être tranchant & décharné. Trop de chair opére son arrondissement. Il n'en est que plus aisément foulé, meurtri & blessé, soit dans le cas où une selle dont les arçons trop larges ou entr'ouverts en laisseroient descendre l'arcade sur cette partie, soit dans celui de la morsure d'un autre cheval, de quelques coups, d'un frottement violent contre un corps dur quelconque, &c. & toute blessure en cet endroit peut devenir une maladie grave. D'ailleurs il arrive rarement que le garot soit charnu, & que les épaules soient déchargées.

Du poitrail.

28. Il faut examiner dans le *poitrail*:

La *largeur*. L'étroitesse de cette partie est un indice de la foiblesse de l'animal. Elle doit être proportionnée au volume & à la masse du corps, car il peut se faire que dans tels chevaux elle péche pour être trop *large*, comme dans d'autres pour être trop *retrécie*.

Une tumeur accompagnée de la fievre & qui se montre sur cette partie, peut être une maladie dangereuse, que nous nommons *ancœur*, ou *anticœur*, ou *avantcœur*.

Des extrémités antérieures.

De l'épaule & du bras.

29. On doit se rappeller que nous avons déja fait mention de l'erreur dans laquelle on tombe en confondant l'*épaule* & le *bras*, & en ne faisant qu'une seule partie de ces deux portions supérieures de l'extrémité dont il s'agit; l'une & l'autre semblent à la vérité n'en présenter qu'une extérieurement; mais l'*omoplate* qui forme l'*épaule* fait des mouvemens opérés par les muscles qui lui sont propres; cette partie est portée par eux en avant, en arriere, en haut, en bas, & elle est rapprochée des côtes, tandis que l'*humerus* d'où résulte ce que nous appellons le *bras*, participe non-seulement de ces mouvemens, mais en exécute lui-même en avant, en arriere, en dedans, en dehors, en rond & en maniere de pivot, vu son articulation par genou avec l'*omoplate* & au moyen des organes moteurs qui lui ont été départis.

On considérera dans l'*épaule* & dans le bras:

1°. La *forme*. Ces parties doivent être plates: lorsqu'elles sont rondes, grosses & trop chargées de chair, l'animal est pesant, il se lasse facilement, il bronche, & le poids énorme supporté par les jambes de devant, en occasionne bientôt la ruine. Il ne faut pas cependant qu'elles soient décharnées; le tissu de leurs muscles seroit alors composé de moins de fibres ou de fibres plus minces; leur force en seroit donc moins considérable, & ces parties ne pourroient que devenir débiles, après un certain temps de travail.

2°. Les *mouvemens* qui doivent être exactement libres ; tout cheval en qui ces parties ne sont pas agissantes, ne marche jamais agréablement & sûrement. L'action ne partant, pour ainsi dire, alors que de la jambe, est toujours contrainte, & toute action contrainte est nécessairement privée de fermeté, de solidité & de grace. Si ces parties ne sont que *nouées* en quelque façon, ou simplement *engourdies*, le défaut de liberté peut se réparer par l'art & par l'exercice. Il n'en est pas de même, lorsqu'un vice de conformation est la source de leur inaction ou de leur paresse comme quand les bras sont *chevillés*, paroissen attachés l'un à l'autre, & sont serrés & liés, e quelque sorte, par une *cheville*, pour me servi de l'expression en usage. Il est rare aussi qu'o puisse triompher de leur *froideur*, ordinairemen caractérisée par le défaut de mouvement & pa la douleur qui y est jointe, selon la différenc des causes qui y ont donné lieu ; & le *dessechemen* de ces parties dans lesquelles la circulation n s'exécute pas parfaitement, les liqueurs ne pou vant parvenir dans les dernieres ramificatio soit à raison d'un trop long repos, soit à raiso de l'interception des esprits animaux, ne doit p laisser plus d'espérance.

Du reste, on doit faire attention à ce que l'actic de ces mêmes parties soit franche, & s'effectu dans la direction naturelle qu'elles doivent suivr eu égard aux différens mouvemens qui leur so permis ; car si l'animal *fauche* en cheminant, c'es à-dire, s'il décrit un demi cercle avec la jambe au lieu de la porter en avant, au moment c il doit marcher devant lui, il y a *écart* ou *effor* c'est-à-dire, une disjonction ou une séparatic forcée du *bras* d'avec le corps ; & cette disjo tion, portée au dernier degré de violence, constitue ce que nous appellons *entrouverture*. L'action de *faucher* provient donc, dans les uns & dans les autres de ces cas, de la douleur que l'animal ressent, & de l'embarras qu'il éprouve & qu'occasionne la limphe extravasée & épaissie en plus ou moins grande quantité, entre le *bras* & les côtes, & quelquefois entre les côtes & l'*omoplate*, ensuite de la rupture & de la dilacération des vaisseaux qui la contiennent. Selon les degrés du mal, la claudication est plus ou moins grande, & on distinguera celle qui pourroit avoir pour principe un heurt, un coup ou un froissement causé par les mammelles de l'arçon, à l'enflûre de la partie, & à la douleur que l'animal témoignera, lorsque l'on tentera de mouvoir son *bras* en avant & en arriere. Au surplus, lorsque la claudication procede de l'*epaule* & du *bras*, ordinairement elle est moindre, quand l'animal ayant marché, ces parties se trouvent échauffées, au lieu que quand elle procede du pied, l'animal, après le plus léger exercice, boîte toujours davantage.

De l'avant-bras.

L'*avant-bras* pris jusqu'à présent pour le *bras* résulte de l'os que nous nommons *cubitus*.

On en considérera,

1.° La *longueur*, qui doit être proportionnée, soit à l'épaisseur du corps, soit à la hauteur de l'animal soit enfin aux justes dimensions des autres parties qui terminent les extrémités antérieures. Un *avant-bras* trop *court* est un vice essentiel de conformation, en ce que dès-lors le *canon* se trouve nécessairement plus long, son étendue devant

vant suppléer à celle qui manque dans le *cubitus* ; or, dès que le *canon*, infiniment moins considérable & moins volumineux que le *cubitus*, & formant la partie la plus menue de la jambe, réparera, par son plus de longueur, la brieveté de l'*avant-bras*, l'extrémité en sera beaucoup plus foible, & sujette à une ruine plus prochaine. Il est vrai que les mouvemens de l'animal en paroîtront plus beaux, en ce qu'ils seront plus relevés, puisque l'articulation du *genou*, étant dans une situation plus haute, le cheval *troussera* davantage, & fera montre de beaucoup plus de liberté & de ressort, mais cette apparence de vigueur & d'action est trompeuse, & n'en impose qu'aux yeux.

2.° La *largeur*, cette partie devant être pourvue de muscles considérables & bien prononcés ; c'est alors qu'on dit, en se servant à la vérité d'une expression très-impropre, que l'*avant-bras* est *nerveux*. S'il est maigre & peu fourni, il péchera par le défaut de force, défaut qui naîtra de la moindre quantité ou du peu d'abondance des fibres qui entre dans la composition des muscles dont le *cubitus* est recouvert, & qui le soutiennent.

3.° La *distance entre l'un & l'autre*, lorsqu'elle est telle qu'elle doit être, le cheval est parfaitement *ouvert*. Est-elle trop forte ? il ne peut être que chargé ; il est par conséquent lourd & pesant. Est-elle petite & médiocre ? il est *serré du devant*, ce qui dénote en lui une foiblesse d'ailleurs prouvée & démontrée par son allure, car il *croise* & s'*entretaille* pour l'ordinaire en marchant.

On dit au surplus que les chevaux sont *frayés* aux ars, ou dans la partie latérale interne & supérieure de l'*avant-bras*, lorsqu'il y a écorchure avec inflammation, ensuite d'un frottement continuel de cette partie contre le corps. Un voyage de longue haleine occasionne cet événement, surtout, lorsque le cuir est naturellement délicat; mais il ne présente rien de redoutable, quoique l'animal en soit souvent incommodé au point de *faucher* en marchant, comme s'il avoit fait un écart.

Du coude.

31. C'est de l'*apophise olécrane* que dérive le coude.
On en considérera,

La *situation*. Sa pointe ou son extrémité supérieure doit être directement vis-à-vis le *grasset* & en opposition à cette partie. Le *coude trop en dedans* se trouve nécessairement tourné & serré contre les côtes; cette position s'oppose à la liberté de son action & de celle de l'extrémité même. Telle est sa conformation dans la plupart des chevaux que nous nommons *panards*, c'est-à-dire, dans la plupart des chevaux dont les pieds sont tournés en dehors. Le *coude* est-il *trop en dehors*? sa situation donne lieu à un vice directement contraire, les pieds sont tournés en dedans; & soit que l'animal marche, soit qu'il se campe, les *pinces* se regardent, comme les *talons* se regardent dans le premier cas. L'une & l'autre de ces imperfections mettent le cheval hors du degré & du point de force dans lequel il doit être. Il ne peut en effet se soutenir & cheminer franchement & sûrement, si le poids de son corps, élevé sur ses quatre jambes comme sur quatre colonnes, ne porte & ne repose sur une base fixe & solide, c'est-à-dire, sur toute l'étendue de son pied, car une partie de ce même pied étant surchargée, il est certain que la machine est dans une position contre-nature & peu stable. Or, dans le cheval *panard*, la masse est plus rejettée sur les quartiers de dedans que sur les quartiers de dehors; & dans le cheval *cagneux*, les quartiers de dehors en supportent au contraire la plus grande partie; l'animal, dans l'une & dans l'autre circonstance, ne peut donc être absolument que hors de cet équilibre & de ce point de fermeté, qui est le principal fondement & le premier soutien de l'édifice.

On apperçoit quelquefois à la *tête* ou à la *pointe* du *coude*, une tumeur dure de l'espéce de celles que nous nommons *loupes*; quelquefois on n'y rencontre qu'une simple *callosité* : l'une & l'autre constituent la maladie appellée du nom d'*éponge*, dénomination qu'elle tire & qu'elle reçoit de la cause qui la produit; car elle n'est occasionnée que par le contact violent & réitéré des *éponges* du fer qui appuient contre cette partie, lorsque les chevaux se *couchent en vaches*, c'est-à-dire, lorsqu'étant couchés, leurs jambes sont repliées de maniere que leurs *talons* répondent aux *coudes*, & soutiennent presque tous le faix de l'avant-main.

De la châtaigne & du genou.

32. On doit considérer dans la châtaigne,

1.° Son *volume* médiocre dans les jambes séches & peu chargées de poils & d'humeurs, & plus considérable dans celles où les liqueurs abondent.

2.° Sa *consistance* : elle augmente en dureté dans le cheval qui vieillit, parceque les vaisseaux s'oblitérant alors peu-à-peu, toutes les parties se déssechent.

On a ſoin de la couper, lorſqu'elle eſt trop conſidérable, & non de l'arracher, dans la crainte d'occaſionner une plaie.

On conſidérera dans le *genou*,

1.° Son *volume*; il doit être en proportion avec la jambe de l'animal, deſcendre & ſe terminer également dans ſes parties latérales. Une inégalité éminente ſur l'une d'elles, eſt pour l'ordinaire l'effet d'une tumeur de l'os. Nous la nommons *oſſelet*; les ſuites en ſont funeſtes, puiſqu elle tend à priver l'articulation de ſon jeu naturel.

2.° Sa *forme* qui doit être platte & non ronde, car dans ce dernier état, elle annonceroit une jambe travaillée. Il en ſeroit de méme ſi cette partie étoit enflée.

3.° Son *effacement*. Le *genou effacé* eſt celui ſur lequel l'*avant-bras* tombe perpendiculairement. S'il ſort de la ligne perpendiculaire en avant, l'animal eſt dit *arqué* ou *braſſicourt*. Le premier de ces défauts provient d'un travail long ou exceſſif, & on le reconnoît ſurtout dans un animal d'un certain âge, aux différentes maladies dont ſes jambes ſont d'ailleurs affectées, & qui en décelent la ruine. Le ſecond eſt un vice de naiſſance, il a pour cauſe encore les entraves que l'on met aux poulains. On ne ſauroit les regarder comme indifférens, puiſque, par la fauſſe poſition du *genou*, la jambe perd une grande partie de la force qu'elle auroit ſans l'inclinaiſon de cette partie.

4.° La *diſtance de l'un à l'autre*: des *genoux* trop rapprochés & ſerrés l'un contre l'autre, les pieds étant écartés, conſtituent encore les chevaux que nous appellons *cagneux*, & ces *genoux* ſont dits *genoux de bœuf*. Une pareille difformité dont on doit toujours accuser la nature, les rend incapables de service.

5.° Les *poils qui en recouvrent le tégument.* Lorsque le *genou* est dénué de poils, nous disons que le cheval est *couronné.* La chûte de ces mêmes poils est ordinairement occasionnée par celle de l'animal. On doit donc se défier en pareil cas de la bonté de ses jambes, à moins qu'on ne soit positivement sûr qu'il s'est *couronné* par accident, comme en heurtant de cette partie contre l'auge.

Des *fentes* ou des *crevasses* au plis du *genou*, d'où découle une humeur séreuse & fœtide sont nommées *malandres*, quand elles sont longitudinales, & *rapes*, quand elles sont transversales. C'est au moyen de ces distinctions puériles & de ces différentes dénominations accordées à des maux qui reconnoissent une seule & même cause, que l'Art Vétérinaire est demeuré aussi obscur & aussi confus.

Il est des *rapes* & des *malandres* tellement endurcies, qu'elles embarrassent le mouvement de la jambe, & qu'elles font boîter l'animal.

Du canon.

33. Il faut considérer dans le *canon*,

1.° Son *épaisseur* ou son diametre. Il doit être proportionné à l'*avant-bras.* Sa grosseur est-elle trop considérable ? la jambe en est défectueuse. Est il trop mince ? l'animal manque de force, à moins que ce défaut ne soit reparé par celle du tendon, comme dans les chevaux barbes, dans les chevaux turcs, dans les chevaux de la vraie race limousine, &c. &c.

2.° Sa *longueur. Voyez* l'art. 30.

On a encore très-mal à-propos multiplié les noms relativement aux tumeurs osseuses qui peuvent affecter le *canon*. On a appellé *ſuros* une tumeur dure ; ſituée dans cette partie , & qui dépend de l'os même ; *oſſelet*, cette même tumeur placée ſur le *canon* dans la partie inférieure de la jambe du côté du boulet ; & *fuſées*, deux ou pluſieurs *ſuros* contigus & les uns ſur les autres. On a nommé *ſuros ſimple* celui qui occupe la partie latérale du *canon*, plus communément l'interne que l'externe ; *ſuros chevillés*, deux *ſuros* dont l'un à la partie latérale interne, l'autre à la partie latérale externe, ſont tellement vis-à-vis l'un de l'autre, qu'on diroit que le canon eſt traverſé par une *cheville* oſſeuſe , *ſuros nerveux* ceux qui avoiſinent le tendon, *ſuros près l'articulation* ceux qui ſont près du boulet.

Le *ſuros ſimple* dans la partie latérale interne n'offre pour l'ordinaire rien de dangereux. Il provient quelquefois d'un vice intérieur , lorſqu'il occupe la partie latérale externe , & alors il peut avoir de mauvaiſes ſuites, vu la préſuppoſition de l'épaiſſiſſement de la lymphe qui n'en eſt que plus diſpoſée à s'arrêter dans les endroits où elle rencontre le plus d'obſtacle à ſa circulation, & c'eſt ſans doute dans les os que réſidera principalement cet obſtacle. Nous trouvons nombre de chevaux dont la plupart des vertebres ſont exoſtoſées par cette cauſe. Le *ſuros chevillé* eſt toujours à craindre ; le *ſuros nerveux* rend le jeu des tendons difficile & douloureux par le paſſage de ces mêmes tendons ſur la tumeur oſſeuſe , le cheval boîtera plus ou moins bas, & pourra devenir incapable de ſervice. Le *ſuros près de l'articulation* s'étendant inſenſiblement juſques dans l'article même, en empêchera & en détruira le mouvement.

Du tendon.

34. On a jusqu'à présent très-mal-à-propos compris, ainsi que nous l'avons observé, sous la dénomination générale de nerfs les *tendons* situés à la partie postérieure du *canon*.

Il faut en considérer,

1.° Le *volume*, qui doit être proportionné à l'épaisseur du *canon*, de maniere à augmenter la largeur de la jambe en cet endroit, & à aider en quelque sorte à lui donner la forme platte qu'elle doit avoir. Des *tendons grêles & petits* annoncent la foiblesse de cette partie qui s'arrondit au moindre travail, & nous disons dans cet etat que l'animal a des *jambes de veau*.

2.° L'*égalité de ce volume* dans toute l'étendue de ces mêmes *tendons*. Lorsqu'il est moins considérable immédiatement au-dessous du plis du *genou*, les *tendons* sont appellés & regardés comme *faillis*. Ce n'est pas qu'ils ne soient pourvus d'une même quantité de fibres que les muscles dont ils dérivent & sont une suite, mais ces fibres sont comme étranglées entr'elles & plus serrées en cet endroit que dans le surplus de la longueur de ces parties; d'où il arrive qu'elles ne répondent qu'avec peine au mouvement de contraction des fibres charnues, & que cette interception de mouvement influe sur l'action de la portion de l'extrémité à mouvoir.

3.° Leur *écartement de l'os*, cet écartement donnant plus de force ou plus d'effet à la contraction musculaire en les éloignant du centre de mouvement. S'ils en sont près, cette force ou cet effet diminue, la jambe en est plus travaillée par des efforts violens & pénibles.

4.° Le *trop de sensibilité* qui y supposant de la

douleur les tire de leur état naturel ; or une partie souffrante ne peut être mue que la douleur n'accroisse, & cette augmentation de douleur doit nécessairement priver celles-ci de la facilité & de la liberté qu'elles auroient dans leur action & dans leur jeu.

5.° Leur *secheresse*. On apperçoit quelquefois par le tact une sorte d'humeur que l'on croit mal-à-propos placée entre le *canon* & les *tendons* Cette humeur n'est autre chose que l'humeur synoviale qui est dans leur gaine même & qui y séjourne à raison de l'obstruction des vaisseaux chargés de la reporter dans la masse. Elle doit nécessairement contracter par son séjour de très-mauvaises qualités qui influeront infailliblement dans la suite sur la forçe & la bonté de l'extrémité.

Un coup quelconque donné sur le *tendon* donne lieu à ce qu'on appelle par une suite d'unne mauvaise dénomination *nerf ferure*, pour dire *tendon féru*. Cet accident selon le dégré de ses effets peut être plus ou moins dangereux.

Du boulet.

35. On doit considérer dans le *boulet*,

1.° Sa *position* : l'animal est bien planté quand la face antérieure du *boulet* se trouve environ deux ou trois doigts plus en arriere que la *couronne*. S'il avance autant que cette derniere partie, s'il est sur une ligne perpendiculaire au *genou* & au *canon*, le cheval est *droit sur ses membres*, & cette situation défectueuse annonce qu'il est ruiné. Dans le cas aussi où le *boulet* est sur une ligne perpendiculaire à la *pince*, le cheval est *bouté* ou *bouleté*, position si contraire à sa conformation primitive, qu'il est totalement à rejetter. Il en est encore une vicieuſe à laquelle on ne ſauroit trop faire d'attention ; c'eſt celle où cette partie ſe trouve par une erreur de la nature rejettée trop en dehors ou trop en dedans ; alors l'animal eſt d'autant plus mal articulé, qu'elle ne répond d'aucune maniere juſte & poſitive à la ligne du *canon*, & l'extrémité perd dans ce cas une grande partie de ſa force. S'il eſt mal tourné, ſi ſa face antérieure eſt dévoyée intérieurement, le pied ſuivant cette direction, l'animal eſt *cagneux* ; comme ſi elle regarde la face externe, l'animal eſt *panard*, défauts qui peuvent encore provenir du *genou* comme du *coude*, ainſi que nous l'avons dit.

2.° Son *épaiſſeur* ou ſon *volume*, qui doit être à raiſon de l'épaiſſeur de la jambe. Des *boulets* menus & petits ſont la plupart trop flexibles, & cette flexibilité eſt un indice preſque certain de leur foibleſſe ; cette partie ainſi conformée, le cheval communément ſe laſſe & ſe fatigue dans le plus léger travail ; elle eſt bientôt gorgée, & l'enflure diſſipée il y reſte ou il y ſurvient des *molettes*. Nous appellons de ce nom une tumeur molle & indolente dans ſon principe, mais dure & ſenſible enſuite & par ſucceſſion de temps. Placée entre l'*os* & le *tendon*, à côté, vers le haut, ou en dedans ou en dehors du *boulet*, elle eſt dite *molette ſimple*. Quand elle eſt ſituée ſur le *tendon* même, nous la nommons, toujours par corruption, *molette nerveuſe*, & le *boulet* des extrémités poſtérieures en eſt plus fréquemment attaqué que celui des extrémités antérieures. Enfin nous diſons qu'elle eſt *ſoufflée*, quand elle ſurvient au-deſſus de la partie poſtérieure du *boulet*, & qu'elle ſe fait voir des deux côtés de la jambe, en dedans & en dehors. La *molette ſoufflée* n'eſt pas moins à redouter que la *molette nerveuſe*. Quant aux *osselets* dont nous avons déja fait mention, en parlant des *suros*, ils viennent indifféremment en dedans & en dehors. L'*osselet simple* est celui qui n'approche ni de cette articulation ni du *tendon*; celui qui descend dans l'articulation est très-pernicieux, en ce qu'il s'oppose à son mouvement; celui qui se trouve placé entre l'*os* & le *tendon*, & qui occupe quelquefois même le *tendon* entier par sa largeur, n'est pas moins à craindre.

3.° L'*etat dans lequel il est*: son enflure provient souvent d'un travail excessif: assez fréquemment alors le *boulet* est *couronné*, c'est-à-dire, qu'on y observe une tumeur qui l'environne & qui le *cercle*; en pareil cas il ne faut pas se charger du cheval. Elle peut provenir aussi d'un repos trop long & d'une infinité d'autres causes, comme, par exemple, d'une luxation, d'une entorse, d'une contusion &c. &c. Dans la *luxation*, le déplacement de l'os est apparent; il y a douleur considérable & perte de mouvement. L'*entorse* que nous appellons encore *mémarchure*, pour exprimer sans-doute par le nom du mal même la cause qui l'a produite, est infiniment plus rébelle dans les *boulets* de derriere que dans les *boulets* de devant. Elle est la suite d'un faux pas, de la position du pied à faux dans un endroit ou sur un sol raboteux, de son engagement entre deux pavés; ce qui arrive communément par la faute des Palfreniers qui tournent trop court les chevaux en les sortant de leur place dans les écuries &c. &c. On la reconnoît à la claudication du cheval, à la chaleur, au gonflement, à l'action lente & traînée du *boulet* &c. &c. Enfin la *contusion* résulte ici du frottement ou du heurt continuel & répété du pied qu'il meut contre le *boulet* de la jambe qui reste à terre; nous disons alors que le cheval *s'entretaille* ou se *coupe*. Ce frottement ou ce heurt répété, cause ordinairement la chûte du poil à l'endroit frappé, & insensiblement une plaie plus ou moins profonde à la partie latérale interne du *boulet*, & d'autres fois derriere le *boulet* même. Tout cheval foible de reins, dont les membres sont peu proportionnés, qui est mal *planté*, *serré*, *cagneux*, *panard*, *crochu*, en dedans ou en dehors, se *coupe* & s'*entretaille*. La lassitude, la paresse, le défaut d'habitude de cheminer, une vieille ou une mauvaise ferrure, des rivets qui débordent, la froideur de l'allure &c. sont encore autant de points à observer dans l'animal auquel on peut reprocher ce défaut.

On ne doit pas le confondre au surplus avec celui dont on peut accuser le cheval qui s'*attrape*. Celui qui s'*entretaille*, s'*atteint* toujours au même endroit; delà la chûte du poil, la blessure, ou la plaie : l'animal qui s'*attrape*, se frappe au contraire en différens lieux, & la partie *atteinte* n'étant pas toujours la même, il n'y a aucune impression apparente du coup. Selon l'endroit où il a porté, il boîte dès le pas qu'il fait ensuite, & la claudication cesse après qu'il en a fait quelques autres. Quand il est las, il bronche en s'*attrapant*; il tombe même s'il chemine avec vîtesse ou s'il galope. Ce défaut qui est la preuve d'une foiblesse naturelle, & qui provient d'une mauvaise action des jambes qui se croisent sans cesse, doit faire rejetter un cheval, parceque ce vice tient à sa constitution, & qu'il est irréparable.

Du pâturon.

36. On observera dans le *pâturon*,

1.° Son *épaisseur* qui doit proportionnément répondre à celle des autres portions de l'extrémité dont il fait partie.

2.° Sa *longueur*; il ne doit être ni trop court ni trop long. Dans le premier cas le cheval est dit *court-jointé*; dans le second il est dit *long-jointé*; l'un & l'autre de ces défauts proviennent toujours des pere & mere. Le cheval *court-jointé* devient aisément *droit sur ses membres*, il se *boute* ou se *boulette* plus facilement que les autres, sur-tout si on lui laisse les talons hauts & si l'on n'a pas soin de les lui abattre. D'ailleurs la brieveté de cette partie ne permettant pas qu'elle soit pliante & assez flexible, la réaction est toujours dure dans ces sortes de chevaux qui ne sont point regardés par cette raison comme propres au manege, parcequ'ils sont dénués du ressort & du liant nécessaire à ceux que l'on choisit pour l'école. Le cheval *long-jointé* plie trop au contraire; la partie postérieure du *boulet* porte presque à terre quand il marche; il a rarement de la force, à moins que celle des tendons ne s'oppose à l'excès de la flexibilité, & ne supplée à ce défaut de conformation.

Le *pâturon* est sujet à des *luxations* & à des *entorses* comme le *boulet* & comme toutes les autres articulations de l'animal. Cette partie est de plus exposée à des *atteintes*, c'est-à-dire, aux coups qu'il se donne ou qu'il reçoit des autres chevaux qui trop près de lui heurtent son *pâturon* & marchent sur lui. L'*atteinte simple* s'annonce par une contusion, par une plaie légere. Dans le premier cas il y a élévation dans l'endroit contus, & l'animal feint lorsqu'on comprime ou qu'on touche; dans le second l'atteinte est très-visible. Nous nommons *atteinte sourde* celle qui ne se montre que par une meurtrissure aux talons ou près des quartiers, ou dans laquelle le *tendon* a été contus ou féru, l'animal boîte considérablement dans cette circonstance. Enfin l'*atteinte encornée* est celle qui s'étend jusqu'à l'ongle, ou qui a eu lieu très-près de cette partie. L'*atteinte simple* est un foible accident ; l'*atteinte sourde* peut dégénérer en *atteinte encornée*, ou plutôt avoir les mêmes suites, & l'*atteinte encornée* est de toutes les *atteintes* la plus difficile à guérir. Quelques auteurs modernes ont donné, je ne sais par quelle raison, le nom de *crapaudine* à l'*atteinte* qui a lieu sur la couronne par l'action irréguliere d'un cheval qui passage & qui pose l'un de ses pieds sur l'autre. Nous avons dit que dans l'*atteinte sourde* le *tendon* peut avoir été contus ou féru, ce qui arrive dans le *pâturon* des extrémités postérieures par le fait d'un cheval qui en suit trop prochainement un autre, & ce qui peut arriver par le fait du cheval lui-même qui s'*atteindra* facilement dans les extrémités antérieures avec la pince des fers de derriere, sur-tout lorsque par foiblesse, ou par une mauvaise ferrure, ou par l'ignorance du cavalier qui ne le soutient pas, & qui bien loin de maintenir en lui l'ensemble, le laisse précipiter sur les épaules, il est disposé à *forger*. Nous disons qu'un cheval *forge*, lorsqu'en marchant, & principalement en trottant, il frappe de la *pince* des pieds de derriere sur les éponges des fers de devant, ou sur le milieu & en dessous de ces mêmes fers; non-seulement il peut alors se déferrer à chaque instant, mais l'on comprend comment il peut être aux risques de se blesser & de s'*atteindre*.

Nous appellons au surplus du nom de *forme* une tumeur dure & calleuse qui survient quelquefois entre le *boulet* & la *couronne* à l'un des côtés ou aux deux côtés du *pâturon*. Elle peut attaquer le derriere comme le devant, cette tumeur plutôt indolente que sensible fait boîter l'animal au bout d'un certain temps. Elle peut être mise au rang des maladies héréditaires, & plus elle est près de la couronne, plus elle est dangereuse.

De la couronne.

37. Il faut examiner dans la *couronne*,

1.° Sa *conformation.* Elle doit accompagner la rondeur du sabot ou de l'ongle sans la déborder. Si elle étoit plus élevée, ou le pied seroit desséché & privé de nourriture, ou cette partie enflée seroit chargée d'humeurs, source de quantité de maux.

2.° Son *état*, la *couronne* étant sujette à certaines plaies, suite des maux qui ont affecté l'intérieur des pieds, la matiere purulente qui s'y étoit formée ayant reflué, ou *soufflé au poil*, pour me servir de l'expression usitée, & pouvant causer la chûte de l'ongle entier, ou seulement de l'une de ses portions, comme il arrive dans le cas de celle de l'un des quartiers, c'est-à-dire, de l'événement que nous exprimons par le terme d'*avalure.*

Des pieds.

38. Personne n'ignore que l'on appelle en général du nom de *pied* ou de *sabot*, l'*ongle* qui termine l'extrémité inférieure de chaque jambe de l'animal. Cette partie destinée à soutenir le poids de l'édifice entier est d'autant plus essentielle, que la plupart des défauts qu'on y peut remarquer tendent à rendre le cheval inutile & incapable de servir.

On considérera dans le *sabot*,

1.° Sa *forme.* Elle est la même que celle de l'os du *pied*, c'est-à-dire, qu'elle présente un ovale tronqué ouvert sur les *talons* & tirant sur le rond en *pince.*

2.° Son *volume*. Il doit être proportionné à la partie à laquelle il répond, en ſuppoſant néanmoins que la *couronne* qui eſt cette partie ſoit en raiſon du *pâturon*, & que le *pâturon* ſoit auſſi dans un juſte rapport avec le *boulet* & le *canon*. Des *pieds* dont le volume eſt exceſſif annoncent la peſanteur, la moleſſe, la foibleſſe du cheval qui ne cheminera qu'avec peine dans des terreins boueux, qui *bronchera* ou *buttera* ſouvent, qui ſe *déferrera* ſans ceſſe & qui ſera incapable de la moindre fatigue. D'ailleurs ces ſortes de *pieds* ſont pour l'ordinaire délicats & ſenſibles, & ils s'échauffent très facilement ſur le ſol. L'excès de petiteſſe, c'eſt-à-dire, le défaut contraire, eſt une preuve de la ſécheresſe & de l'aridité de l'*ongle* qui toujours dur & reſſerré ne peut faire qu'une impreſſion fâcheuſe ſur les parties molles qu'il recouvre; auſſi ces ſortes de *pieds* ſont-ils ordinairement en proie à des douleurs. Il en eſt de même d'un *ongle* trop court; alors ou la portion vive de ce même *ongle* n'a pas aſſez d'étendue, & celle qui eſt hors de la portée des ſucs en ayant trop, eſt ſujette aux *éclats* & aux *fiſſures*, ou bien la portion vive ſe prolongeant aux dépens de celle-ci n'eſt pas ſuffiſamment défendue par l'autre, & éprouve continuellement une ſenſation douloureuſe réſultante de l'impreſſion & de la réaction des corps durs ſur leſquels le cheval marche & porte. D'ailleurs plus les *pieds* ſont courts, plus la baſe ſur laquelle chacun d'eux repoſe eſt étroite, & moins il a de ſtabilité.

3.° Sa *conſiſtance*. L'union trop intime des fibres, leur trop grande tenſion, l'étroiteſſe ou plutôt l'oblitération des canaux deſtinés à contenir & à charrier le fluide, telles ſont les cauſes de la ſécheresſe & de l'aridité dont nous venons de parler. Le relâchement de ces mêmes fibres, le moindre resserrement des vaisseaux, une plus grande abondance de porosités, & par conséquent un abord plus considérable des liqueurs produiront l'effet opposé, de-là les *pieds* que nous nommons *pieds gras*; la sole est le plus souvent en eux si vaste que le tissu de l'ongle en est distendu, & que le *sabot* en paroît évasé. Ils sont toujours très-foibles, aussi est-on, après une ferrure récente, contraint de les laisser raffermir & s'asseoir sur les nouveaux fers. Très-fréquemment encore ces sortes de *pieds* en imposent par les dehors trompeurs d'une beauté apparente qu'ils ne doivent qu'à leur défectuosité, puisque l'*ongle* ne paroît en eux extérieurement uni, liant & plein de vie, qu'attendu la lâcheté de son tissu & le petit nombre de fibres dont il est formé. Nous exigeons donc dans cette partie une épaisseur proportionnée qui en fait la force, qui s'oppose à sa sensibilité, & qui garantit le cheval d'être piqué, serré, & encloué aussi facilement qu'il pourroit l'être, si la *consistance* de l'*ongle* étoit plus foible. Nous demandons encore que sa fermeté soit accompagnée de souplesse. Ces deux qualités réunies lui font soutenir sans éclater les lames que l'on y broche; ce que l'on ne rencontre pas dans l'*ongle* des *pieds* que l'on nomme *pieds dérobés*, c'est-à-dire, de ceux dont la *corne* est si cassante quo la lame la plus déliée y fait, près du fer, des breches considérables, & laisse voir des éclats à l'endroit où les cloux sont rivés. De tels *pieds* sont souvent déferrés, & l'étampure extraordinaire à laquelle on a recours en pareille circonstance, n'occasionne que trop communément dans les parties molles des offenses de la part des lames.

4.° Le *lisse*, le *poli* ou l'*uni*: des aspérités, des inégalités, des especes de bosses en forme de *cordons* qui entourent le *sabot* d'un quartier & d'un d'un talon à l'autre, annoncent toujours une mauvaise nature d'*ongle*. Dans le cas de la présence de ces cordons, le *pied* est dit *cerclé*; souvent alors l'animal feint ou boîte. Souvent aussi ces *cercles* ou *cordons* existant en dehors comme en dedans, compriment les parties molles, & la douleur qu'ils suscitent donne lieu à la claudication. Il est donc certain qu'en général, l'*ongle* doit être *uni* dans toute son étendue: il est toujours tel dans les *pieds* vifs, c'est-à-dire, dans ceux qui n'étant privés des sucs nécessaires à leur entretien par aucune cause quelconque, possedent, si nous osons nous exprimer ainsi, cet éclat dont jouit tout corps à qui la faculté de végéter n'est pas ravie. La *rétraction*, le *resserrement*, le *retrecissement* de l'*ongle*, sont autant de points sur lesquels on ne doit pas passer sans attention. Il en est ainsi du *desséchement* qui en diminue la forme; le *pied* rend alors un son creux, pour ainsi dire, quand il est heurté, on diroit qu'il est entierement cave. Il faut aussi prendre garde que l'*ongle* ne soit pas fendu sur le milieu de sa partie antérieure; cette fente plus ou moins visible, commençant dès la *couronne*, est ce que l'on nomme *soie* ou *pied de bœuf*; cet événément que nous mettons au rang des maladies externes, attaque plus communément les extrémités postérieures que les antérieures. Elle se montre plus souvent dans les chevaux qui travaillent sur la *pince*, c'est-à-dire, dans les chevaux *rampins*; les mulets y sont même encore plus sujets; mais ils n'en sont pas d'un moindre service, parceque cette division est plutôt en eux extérieure qu'intérieure, & qu'elle est rarement aussi profonde que celle qui survient au *pied* du cheval. Elle n'est pas moins fréquente dans les chevaux qui cheminent dans les boues, ainsi que dans ceux dont les jambes sont chargées de poils, ou qui ont été élevés dans des terreins gras & marécageux. Si à raison d'une tumeur située au-dessus de la *couronne* ou sur la *couronne* même, & dont la source est la même que celle des eaux aux jambes, la matiere a gagné la partie déclive & flué dans le *sabot*, il en résultera des *soies*. Il est encore une maladie qui peut intéresser toutes les parties du *pied* : elle est la suite d'un heurt violent des *pieds* du cheval contre un corps quelconque extrêmement dur, & nous la nommons en conséquence *etonnement* de *sabot*. On la discerne à la chaleur de la partie, à la douleur que l'animal ressent, à la diminution du volume de l'*ongle*, à la démarche du cheval qui boîte, à une tumeur à-peu-près semblable à celle que nous avons appellé *forme*, à un flux de matiere, s'il y a épanchement & suppuration &c. &c.

5.° Les *parties latérales* ou les *quartiers*, dont celui de *dedans* est constamment & naturellement plus foible que celui de *dehors*. Ils doivent être nécessairement égaux en hauteur, autrement le *pied* seroit de travers, & la masse ne portant que sur le *quartier* le plus haut, l'animal ne pourroit marcher avec facilité & avec assurance. Leur inégalité provient de plusieurs causes, ou de la main inhabile ou paresseuse du Maréchal qui néglige de couper ou d'abattre également, vu le moins de facilité qu'il a dans le maniment du boutoir quand il s'agit de retrancher du *quartier de dehors* du *pied* du montoir & du *quartier de dedans* du *pied* hors du montoir; ou de la surabondance des liqueurs qui nourrissent l'*ongle*, & qui à raison de quelques causes occasionnelles, se distribuent en plus grande quantité dans un *quartier* que dans un autre; ou de la conformation vicieuse de l'animal, dont le poids, s'il eſt *cagneux* ou *panard*, ou s'il a des *jambes de veau*, porte plus ſur un *quartier*, & celui ſur lequel il repoſera le moins pouſſera & croîtra plus que celui ſur lequel il s'appuiera davantage ; ou enfin de la ſituation des poulains dans des pâturages montueux & inégaux &c. &c. L'inégalité des *quartiers* ne conſiſte pas ſeulement dans celle de leur hauteur véritable ; ils peuvent paroître inégaux en élévation par le rejet & la direction de l'un d'eux en dedans ou en dehors. Ainſi dans un *pied* dont l'*ongle* eſt aride & ſec, un des *quartiers* ſe jettant en dedans, l'autre dont l'*ongle* ne ſera pas réellement plus prolongé, mais dont la direction ſera perpendiculaire & tombera à plomb ſur le terrein, ſemblera avoir plus de hauteur. Il en ſera de même dans le cas où un des *quartiers* ſe jetteroit en dehors par les unes ou les autres des différentes cauſes qui peuvent donner lieu à cette difformité. Une diviſion de l'*ongle* à ſa naiſſance, diviſion qui comme la *ſoie* peut ſe propager juſqu'à la *pince* même & qui ſe montre ſur un des *quartiers*, plus ſouvent ſur celui de dedans, attendu ſa plus grande foibleſſe, eſt ce que nous appellons du nom de *ſeime*, & ce que les anciens ont nommé *ſeyme quarte*.

6.° Les *talons* qui doivent être élevés dans une juſte proportion. Dans les *pieds* dont les *talons* ſont bas, communément la *fourchette* a trop de volume ; elle eſt graſſe, c'eſt-à-dire, trop molle, & cette partie portant directement ſur le ſol, l'animal ſouffre néceſſairement, & le plus ſouvent il boîte. Ce défaut eſt d'une conſéquence encore plus grande dans les chevaux *long-jointés*, dont les *fanons* touchent preſqu'à terre ; car il eſt bien difficile que l'art reſtraigne le mouvement, l'action

& le jeu des articulations du *boulet* & du *pâturon*. Au surplus on distingue le *talon* qui a été *abattu* de celui en qui le défaut d'élévation est un défaut de nature, en examinant la *fourchette* qui est ordinairement d'un volume médiocre & proportionné dans des *pieds* exempts de ce vice. Le trop d'élévation des *talons* joint à l'aridité de l'*ongle* & à une foiblesse excessive, & telle, qu'en comprimant ces mêmes *talons* ils obéissent à la force qui les comprime, doit faire appréhender l'*encastelure*. Ces sortes de *talons* qui fléchissent & plient ainsi, sont appellés des *talons foibles*, des *talons fléxibles*. Il faut encore faire une grande distinction du *talon foible* & du *talon affoibli*. La foiblesse naturelle a pour cause la qualité de l'*ongle* même. La foiblesse accidentelle ou acquise peut provenir de quelques maladies qui auront endommagé, usé ou diminué la force de la *fourchette*, ou de l'ignorance du Maréchal qui n'aura pas entretenu celle qui étoit nécessaire pour contenir les *talons*, pour les empêcher de se resserrer, ou qui les aura resserré lui même en creusant, au lieu de parer à plat & sans pancher le boutoir quand il les a *abattus*. Cette mauvaise opération par laquelle il se flatte de les ouvrir, enleve totalement l'appui qui étoit entr'eux & la *fourchette*, & dès-lors, les parois de l'*ongle* en cet endroit cessant d'être gênées, contenues & d'avoir un soutien, se jettent & se portent en dedans d'autant plus aisément qu'il est de la nature de la *corne* de tendre à se resserrer. Des *pieds* dont les *talons* sont trop hauts, mais larges & ouverts, manquent ordinairement par la *pince*. Si le vice qui naît du peu d'élévation des *talons* est plus grand dans des chevaux *long-jointés* que dans d'autres, celui qui résulte de leur trop de hauteur augmente à proportion dans ſes chevaux *courts-jointés*, *droits ſur leurs membres*, *boutés*, *arqués* ou *braſſicourts* ; des *talons* exceſſivement élevés favoriſent la mauvaiſe poſition & la direction fauſſe de la jambe de l'animal. Nous ajouterons que tout *pied* trop allongé outre paſſant en talons ſa rondeur ordinaire a des diſpoſitions réelles à l'*encaſtelure*. Enfin nous dirons que l'expérience nous apprend que l'inégalité [illegible] *talons* eſt plus commune dans les chevaux fins, quand cette partie eſt en eux étroite & ſerrée, & lorſqu'on n'a pas la précaution d'humecter ſouvent leurs pieds. Au reſte nous entendons par *encaſtelure*, le reſſerrement des *talons* ; ces parties peuvent avoir auſſi été *meurtries* & *contuſes*, & c'eſt ce qu'il eſt important d'examiner.

7.° La *ſole* : la conſiſtance en doit être très-forte & ſolide. Eſt-elle foible & molle ? elle ſe meurtrit aiſément, le *pied* eſt toujours ſenſible, & l'animal boîte auſſitôt qu'il marche ſur un terrein ferme & dans les chemins pierreux. Son épaiſſeur néanmoins ne doit pas être telle que le deſſous du *pied* n'ait aucune concavité, car alors le *pied* ſeroit ce que nous nommons un *pied comble*. Ce défaut fait d'abord porter l'animal autant ſur la *ſole* que ſur les *quartiers*, & dans la ſuite il porte moins ſur les *quartiers* que ſur la *ſole* ; toute la nourriture ſe diſtribuant en pareil cas à cette partie & à la *pince*, & les *talons* en étant privés, ils ſe deſſéchent & ſe reſſerrent. Dans ces ſortes de *pieds*, l'*ongle* eſt toujours plat, difforme & écailleux, & les chevaux nourris & élevés dans des pays marécageux ſont plutôt ſujets à ce defaut que les autres. On appelle *pieds plats* ceux qui, moins caves qu'ils ne doivent l'être, doivent encore leur difformité à leur trop de largeur & à leur trop d'étendue. Les *talons* en eux ne se resserrent pas, ils s'élargissent du côté des *quartiers* & la *fourchette* porte à terre. Insensiblement le *pied plat* peut devenir *comble*. Il est des *pieds plats* naturellement & par vice de conformation. Il en est d'autres qui sont *plats*, *larges* & *étendus*, parceque les chevaux ont été nourris dans des pays humides. D'autres enfin ont les *talons* conformés comme ils doivent l'être, mais l'*ongle* s'étend vers la *pince*, ce défaut est un effet ordinaire de la fourbure; le *pied* est *plat*, l'*ongle* rentre dans lui-même, tandis qu'au milieu & à la partie antérieure du *sabot* il est *cerclé*. L'animal en marchant fixe son appui sur le *talon* & non sur la *pince*, sur-tout si le dessous du *pied* approche de la figure du *pied comble* par le moyen de l'élévation de la *sole* qui poussée & voutée en dehors présente une sorte de *croissant*. Les chevaux dont les *pieds* sont *plats* ne sont jamais d'un grand service, sur-tout si la *fourbure* a quelque part à ce défaut. La *sole* peut ne pas surmonter & effacer toute la cavité du *pied*, mais être voûtée & saillante dans une seule portion de son étendue; cette saillie forme ce qu'on a appellé un *oignon*. Cet accident a souvent pour cause la *fourbure*, quelquefois la foiblesse de la *sole*, son *desséchement* ou celui des *quartiers* qui l'auroient resserré, sa consistance n'ayant pas assez de solidité, &c. &c. &c. Une meurtrissure, une contusion à la *sole* occasionnée ou par la marche du cheval dans des chemins pierreux, ou par quelques pierres ou graviers nichés entre le fer & l'*ongle*, ou par l'appui du fer même sur cette partie, sont ce que nous appellons *sole-battue*. Cette maladie est quelquefois suivie de celle que nous nommons *bleyme*. On en compte de trois sortes; la *bleyme* seche qui est le résultat de la sécheresse du *pied*; elle attaque communément les *pieds cerclés*, les *pieds encastelés*, & plutôt le *quartier* de dedans que celui de dehors ; la *bleyme encornée* dans laquelle la matiere abonde ; échappée des tuyaux qui la contenoient, elle se pervertit bientôt, & ne trouvant plus d'issue libre, elle chemine, pénétre sous le *quartier*, *souffle au poil* & cause de vrais ravages ; enfin la *bleyme foulée* qui est la suite d'une contusion, d'une foulure & à laquelle les *pieds plats* & les *pieds combles* sont conséquemment très-sujets. Des cloux de rue, des chicots peuvent offenser la *sole*. Nous disons que le cheval a pris un *clou de rue*, lorsqu'en marchant il a rencontré un clou dont la pointe étant tournée en haut, est entrée dans son *pied*. Un pareil accident peut arriver, si en courant ou en marchant dans des bois ou tailles nouvelles, il rencontre un éclat de bois terminé en pointe, c'est ce que nous nommons un *chicot*. L'animal peut encore avoir été *encloué* ou *serré*. Dans le premier cas la lame perce dans le vif, dans le second elle le serre seulement, & l'animal boîte ; enfin la *sole* est dite *baveuse*, lorsqu'elle est enflée & molle comme une éponge. Cette mollesse peut être accidentelle & naturelle ; naturelle, si cette partie est d'une contexture plus lâche ; alors elle se prêtera trop à l'impulsion des liqueurs qui la dilateront & qui y séjournant en trop grande quantité, donneront lieu au défaut de consistance & au gonflement ; accidentelle, si la stagnation des liqueurs dans cette partie est produite par l'arrêt de la circulation des humeurs qui s'y portent. Dans le premier cas le *pied* sera toujours foible, sensible, difforme, *plat*, *comble* ; dans le second il ne sera pas impossible de le raffermir.

8.° La *fourchette* qui doit être proportionnée au *pied*, c'est-à-dire, n'être ni trop, ni trop peu nourrie. Dans le premier cas elle est dite *fourchette grasse*, dans le second *fourchette maigre.* La petitesse ou le *desséchement* de cette partie a été regardé comme le partage d'un *pied encastelé*, sous le prétexte du retrécissement des *talons* qui la prive de nourriture & l'affame. On pourroit dire au contraire que son *desséchement*, qui d'ailleurs est une preuve certaine de l'aridité de l'*ongle*, contribue à l'*encastelure*, & prouve que l'animal y a disposition. Le volume trop considérable de cette partie est un défaut très grand, auquel, ainsi que nous l'avons dit, les chevaux qui ont les *talons* bas sont très-sujets. Cette disproportion en volume & en maigreur caractérise toujours un mauvais *pied*, parceque le *pied* ne peut être véritablement bon, qu'autant que la nourriture se distribue dans une juste égalité à toutes les parties qui le composent.

Une tumeur ou excroissance fibreuse & spongieuse d'une odeur très-fœtide, dont la substance est assez semblable à l'*ongle* pourri & ramolli, qui quelquefois est de la nature du cancer & qui a son siege au bas des *talons*, & le plus souvent à la *fourchette*, forme ce que nous appellons *fic* ou *crapaud.* Cette excroissance est d'abord indolente, mais elle cesse enfin de l'être, & soit que les *fics* ou *crapauds* soient de plusieurs especes, & différent les uns des autres par la qualité de l'humeur qui les produit, & par la quantité des fibres & des vaisseaux qui prennent accroissement, les racines en sont en plus ou moins grand nombre, & leurs effets se manifestent par des accidens plus ou moins terribles. Les chevaux dont les jambes sont chargées, qui ont été affectées par des *eaux* dont le maréchal a empêché le libre écoulement par des topiques astringens appliqués mal-à-propos & sans égard aux mauvais effets qu'ils doivent produire, ceux qui ont été *fourbus*, *farcineux*, dont les *pieds* ſont trop creux, élevés, les *talons* larges, & dont la *fourchette* dans ſes côtés ou dans ſon milieu ſuinte une humeur rouſſe & purulente, y ſont plus ſujets que les autres. On comprend que cette maladie ne peut être que funeſte & très-rébelle. Les *pieds* de derriere qui ſont dans une continuelle humidité en ſont plutôt atteints que les *pieds* de devant. Nous nommons encore *ceriſes* des tumeurs ſituées ou à côté, ou deſſus, ou au bout de la *fourchette*; elles attaquent rarement les *pieds* de l'extrémité antérieure, & ſi le ſang eſt empreint des qualités âcres & corroſives qui produiſent les *fics*, elles peuvent dégénérer en *crapauds*. Enfin la *fourchette* ſe pourrit, & tombe par morceaux à la ſuite des *teignes* dont elle peut être attaquée. Cette maladie s'annonce aiſément, ſur-tout dans les *fourchettes graſſes* par la fœtidité qui l'accompagne, ainſi que par la grande demangeaiſon qu'elle cauſe au cheval qui eſt ſouvent & même ſans ceſſe obligé de frapper ou de battre du *pied* contre terre. Les *fourchettes maigres* n'en ſont pas exemptes. Il arrive que ſouvent elles ſe corrompent, lorſque nous laiſſons trop long-temps des chevaux ſur leur vieille ferrure, & que le *pied* en eſt trop rarement paré. C'eſt ce que l'expérience a demontré, même dans des chevaux d'Eſpagne & dans des chevaux barbes.

Des beautés & des défauts des parties du corps.

Du dos.

39. Quoiqu'on ait juſqu'à préſent, & aſſez communément confondu le *dos* & les *reins*, il y a cependant entre ces parties une différence bien ſenſible.

On conſidérera,

1.° Sa *ſituation*, qui ſe trouve préciſément entre

le *garot* & les *reins*, & proprement à l'endroit sur lequel doit reposer la selle.

2.° Sa *conformation*; cette partie annonçant la force de l'animal, lorsqu'elle est bien fournie, c'est-à-dire, lorsqu'elle présente dans un cheval qui a de l'embonpoint une sorte de canal qui regne dans son milieu & dans sa longueur: c'est ce que vulgairement & improprement on a appellé des *reins doubles*. Elle doit être encore unie & égale. Si le *dos* du cheval est cave dans le milieu de son étendue, ou plutôt s'il est bas, l'animal est dit *ensellé*. Il y a difficulté d'ajuster au même cheval la selle qu'on lui destine, & l'arçon en pareil cas doit être charpenté rélativement à ce défaut. Des chevaux ainsi conformés ont l'*encolure* haute & relevée, la *tête* bien placée, l'*avant-main* beau; ils ont de la légereté, mais la plupart sont très-foibles & se lassent aisément. Le défaut opposé est celui du *dos élevé*, & que nous désignons, en disant que l'animal a un *dos* de *mulet*. Il n'est pas aussi très-aisé de le revêtir d'une selle.

L'appui & le frottement de la selle peuvent avoir offensé cette partie & occasionné une blessure plus ou moins forte, mais qui peut, n'étant pas négligée, n'avoir aucunes suites fâcheuses.

Des reins.

40. Nous avons dit que les *reins* sont situés à l'extrémité du *dos*, entre cette partie & la *croupe*, c'est là que sont les vertebres lombaires. Elles jouissent, comme on le sait, d'un mouvement infiniment plus considérable & plus apparent que les vertebres dorsales.

On considérera dans les *reins*,

La *longueur* qui doit être proportionnée. Un cheval en qui cette partie eſt courte, eſt plus ſuſceptible de l'union ou de l'enſemble ; il ramene plus aiſément ſous lui ſes parties poſtérieures; ſes mouvemens néanmoins ſe font ſentir bien davantage au cavalier, leur réaction étant infiniment plus dure que dans l'animal dont les vertebres auroient plus d'étendue, & qui par cette raiſon ſe raſſemblent avec plus de peine.

On fera attention que la ſelle n'ait pas porté ſur les *reins*, & ne les ait pas offenſés. On jugera par les actions du cheval & par ſes allures de l'intégrité de ſes parties : s'il ſent une douleur extrême en reculant, ſi ſa croupe ſe berce, ſi elle chancelle quand il trotte, il ſouffre d'un *effort*, c'eſt-à dire ; d'une extenſion forcée des ligamens qui ſervent d'attache aux vertebres, ou d'une contraction plus ou moins violente des muſcles. Dans le cas où cette extenſion a été très-forte, à peine peut-il faire quelques pas en avant ; il traîne ſon derriere, & il eſt ſans ceſſe prêt à tomber.

Il eſt au ſurplus des chevaux qui ſe *bercent* en trottant, ſans avoir eſſuyé aucun *effort* ; ſouvent cette allure lâche provient d'une foibleſſe naturelle; ſouvent auſſi elle eſt occaſionnée par un ſervice forcé ou prématuré ; ſouvent encore parceque l'animal a été employé de trop bonne heure à celui des cavales, & en général nous voyons qu'elle eſt aſſez commune dans tous les chevaux qui leur ſont deſtinés, & qui ſont occupés à les ſaillir.

Des Côtes.

41. Il faut conſidérer dans les *côtes*,

1.° Leur *ampleur*, le demi-cercle oſſeux qu'elles forment de chaque côté devant commencer à l'épine du *dos*, parcequ'alors elles embraſſeront mieux les parties & les viſceres qu'elles contiennent. Si la forme en eſt plate & avalée, elles ſont dites *côtes ſerrées*, & les chevaux ainſi conformés *chevaux plats*. La cavité du thorax étant néceſſairement moins vaſte en eux, & les poumons trouvant dans les parois de cette cavité un obſtacle à leur dilatation, ces ſortes de chevaux n'ont jamais beaucoup d'haleine. On peut ajouter qu'en général, les *chevaux plats*, & qui ſont grands mangeurs, ont ordinairement le *flanc avalé* & un *ventre de vache*, c'eſt-à-dire, un *ventre* qui tombe & qui deſcend, un *dos* de *mulet*, & la *croupe* en eſt rarement belle.

Des *durillons* ou des *cors*, ou des tumeurs dures ſur cette partie, ſont le réſultat du frottement continuel & violent d'une ſelle mal ajuſtée.

Du ventre.

42. On conſidérera dans la partie que nous nommons le *ventre*,

1.° Son *volume*: il doit être proportionné à la taille de l'animal, & par conſéquent médiocre dans les chevaux de légere taille & d'une plus grande étendue dans les chevaux de caroſſe & de tirage.

2.° Sa *forme*: s'il s'éleve du côté du train de derriere à la maniere de celui des levriers, le cheval eſt dit *manquer de corps*, *étroit de boyaux*, *couſu*, & l'on comprend que le défaut oppoſé à celui-ci, eſt le défaut d'avoir un *ventre de vache*. Dans un vieux cheval dont le *ventre* eſt avalé, qui mange beaucoup & qui touſſe de temps en temps, la *pouſſe* eſt à craindre. Il arrive que des chevaux maigres commençant à s'engraiſſer, montrent d'abord trop de *ventre*; mais ſi leur *flanc* n'eſt pas *retrouſſé*, & s'ils ont la *côte* bien tournée, la nourriture paſſe inſenſiblement à la *croupe*, & le *ventre* diminue proportionnément.

Trop de repos, trop de chaleur, des efforts donnent lieu à une *enflure* qui régne quelquefois ſous le *ventre*, & qui ſe propage depuis le *fourreau*, plus ou moins près des extrémités antérieures. L'*enflure* qui eſt l'effet des deux premieres cauſes, ne préſente rien de dangéreux, & comme elle eſt pour l'ordinaire œdémateuſe, on la reconnoît en ce qu'elle céde viſiblement & facilement à l'impreſſion du doigt, dont elle conſerve quelque temps la trace. Une tumeur à l'ombilic, eſt ce que nous nommons *exomphale*. Il eſt rare que les chevaux qui en ſont atteints, puiſſent être de quelque ſervice.

Des teſticules & du fourreau.

43. On doit conſidérer dans les *teſticules*,

1.° Leur *volume* : plus il eſt conſidérable, plus certaines perſonnes font cas de l'animal qu'ils deſtinent à étalonner, d'autres ne l'en apprécient jamais davantage.

2.° Leur *état* : ni l'une ni l'autre ne doivent être enflées ; les mêmes cauſes qui produiſent l'enflure ſous le *ventre*, peuvent donner lieu à celle des *teſticules* & du *fourreau* : celle qui provient des efforts faits par l'animal eſt toujours le plus à redouter.

Quelquefois le *fourreau* ſe trouve ſi fortement reſſerré, qu'il ne laiſſe aucun paſſage au membre pour ſortir. Le cheval urine alors dans cette partie, & ce reſſerrement eſt une eſpece de *phimoſis*. Quelquefois auſſi le *fourreau* eſt tellement gonflé qu'il ne permet plus au membre de rentrer, & cet état est comparable à celui d'un homme atteint d'un *paraphimosis*.

L'enflure du *scrotum* reconnoît pour cause, ou un amas d'eau ou un amas d'air; au premier cas la maladie est nommée *hidrocele*, & au second, *pneumatocele*. La dureté & le gonflement du *testicule*, ou l'engorgement & le gonflement de la peau & des autres membranes qui envelopent le *testicule*, donnent lieu à une tumeur dure connue sous le nom de *sarcocele*.

Un dépôt d'humeurs, un véritable abscès dans le *scrotum*, ayant le plus souvent pour causes des coups, des contusions & des meurtrissures, forment ce que nous nommons *hernie humorale*. Les suites de cette *hernie* annoncée par la tension des bourses, par la douleur, par la fiévre, par la dureté & le desséchement des *testicules*, sont ordinairement funestes. On doit savoir encore que les *testicules* se retirent quelquefois, de maniere qu'ils se logent entre l'anneau, & sont noués ou invisibles en quelque sorte. Cette violente contraction qui ne peut, ainsi qu'on doit le penser, arriver qu'à des chevaux entiers, survient à ceux qui éprouvent de vives douleurs, & dont la maladie consiste principalement dans un grand feu. Elle est très-commune en Italie & dans les pays chauds; l'animal se releve & se couche sans cesse, il s'agite comme s'il étoit furieux, & il succombe bientôt, s'il n'est secouru promptement. Du reste il ne seroit pas étonnant de trouver des chevaux dont les *testicules* ne seroient pas descendues dans le *scrotum*, & qui cependant n'en seroient pas moins habiles à la génération. Nous dirons de plus que l'animal dont il s'agit, & principalement ceux qui sont entiers, ne sont pas exempts d'une érection continuelle & douloureuse, que l'on appelle en eux comme dans l'homme du nom de *priapisme.* Une tension, une roideur convulsive semblable, suivie d'un desir immodéré de la jument, n'est autre chose que ce que nous nommons *satyriasis.* Dans un certain relâchement des muscles, il y a *chûte du membre*, &c. &c.

Des flancs.

44. On doit considérer dans les *flancs*,

1.° Leur *ampleur.* Ils doivent être pleins à l'égal du *ventre* & des *côtes.* Des *flancs creux* sont nommés *flancs retroussés*, *flancs coupés.* Les chevaux dans lesquels cette imperfection existe ne sont pas propres à un grand travail. Pour l'ordinaire ils ont les *côtes serrées*, ou ils souffrent des *pieds*, des *jarrets*, ou ils ont une ardeur extrême, enfin ils n'ont jamais assez de *corps*, ou ils le perdent aisément.

2.° Leurs *mouvemens* qui ne doivent être ni trop lents ni trop vifs, ni inégaux. On doit, sur-tout à l'égard des vieux chevaux, prendre garde qu'il n'y ait *altération* dans cette partie, c'est-à-dire, que les *mouvemens* n'en soient plus *précipités* qu'ils ne doivent l'être. De tels *mouvemens* dénotent souvent la fievre dans les chevaux de tous les âges ; mais si dans les chevaux âgés ils sont accompagnés d'une toux seche & fréquente, la *pousse* doit être appréhendée ; un signe univoque de cette maladie est l'*action redoublée* du *flanc*, *action* qu'il importe très-fort de considérer attentivement. La *respiration* suppose deux *mouvemens*, celui par lequel l'animal *inspire* ou attire l'air, & celui par lequel il *expire* & le chasse. Ces deux actions une fois connues, il il nous suffira de dire ici que le mouvement dont il s'agit, a lieu dans l'*expiration.* Elle est en effet entrecoupée par une nouvelle *inspiration*, l'animal en *inspirant* n'ayant pu prendre une suffisante quantité d'air, attendu l'état vicié de ses poulmons, & c'est cette *expiration* entrecoupée par une nouvelle *inspiration* qui forme le mouvement redoublé dont nous parlons.

L'*altération du flanc* dans de jeunes chevaux exige de grands ménagemens ; la mauvaise nourriture, un grand feu, un travail excessif & forcé l'occasionnent. Du reste la *pousse* ne se montre que rarement dans des chevaux au-dessous de six, sept à huit années, à moins qu'elle ne provienne ou de l'étalon ou de la mere, & qu'elle ne soit dès-lors une maladie héréditaire.

Dans la *courbature*, l'*altération* du *flanc* est telle que le *mouvement redoublé* apperçu dans la *pousse* subsiste, mais ici la difficulté de respirer est très-violente, l'animal ne peut se tenir couché. Cette maladie jointe à d'autres maux tels que la *fourbure*, la *gras-fondure* est très-aigüe & très-dangereuse.

La *fortraiture* est souvent une suite de la *courbature*. Le cheval *fortrait* est *étroit de boyau*. Il est dans les muscles qui garnissent ses *flancs* une telle contraction, qu'ils se montrent comme deux cordes extrêmement tendues depuis le *fourreau* jusqu'au lieu où portent les sangles de la selle, & même le long des *côtes*. Le *flanc* est douloureux, le poil paroît mal teint & très-hérissé en cet endroit.

Nous ajouterons ici qu'il est des *chevaux soufleurs* & des *chevaux gros d'haleine*. Le *flanc* des uns & des autres n'est point agité au-delà de ce qu'il doit l'être naturellement, après que l'animal a couru ; mais ils *soufflent* extraordinairement & fournissent presqu'autant, non dans des courses violentes,

tes, mais dans un travail ordinaire, que s'ils n'avoient pas cette incomodité. Les *chevaux gros d'haleine soufflent* moins que les *chevaux souffleurs*. Il en est, sur-tout parmi ceux-ci, qui en travaillant font entendre un râlement désagréable, & en général ces sortes de chevaux fatiguent ceux qui en font usage.

Des beautés & des défauts de l'arriere-main.

De la croupe.

45. Nous avons dit que la *croupe* s'étend depuis la terminaison des *reins* jusqu'au haut de la queue.

On en considérera,

La *largeur*, qui dépend de la distance & de l'éloignement proportionné des os iléon, c'est-à-dire, des os qui forment les hanches. Cette partie doit être arrondie & être divisée par une espece de canal regnant dans son milieu, & qui est une suite de celui dont nous avons fait mention, en parlant de ce que l'on appelle *reins doubles*.

Toute *croupe coupée*, ou *avalée*, ou *tranchante*, est défectueuse.

On appelle *croupe coupée*, celle qui regardée de profil, paroît étroite & ne pas avoir sa rondeur & son étendue; *croupe avalée*, celle qui tombe trop tôt, & dès-lors l'origine de la queue est plus basse qu'elle ne doit l'être pour être bien placée; *croupe tranchante*, celle d'un cheval dont les cuisses sont très-aplaties; telle est celle qui est ordinaire dans les *mulets* & assez commune dans les chevaux d'Espagne. Cette imperfection au surplus ne déplaît qu'à la vue, & elle est très-souvent réparée dans ceux-ci par leur vigueur, la force de leurs *reins* & la beauté de l'action & du jeu de l'*arriere-main*.

Des hanches.

46. On doit considérer dans les *hanches* proprement dites & résultant des os iléon les plus considérables des os du bassin,

Leurs *proportions* avec les autres parties du corps de l'animal. Sont-elles courtes ? sont-elles trop longues ? elles sont évidemment défectueuses. Dans les *hanches courtes*, l'arriere main a toujours peu de jeu ; aussi les chevaux conformés ainsi sont-ils très-difficiles à résoudre à un certain ensemble, exprimé communément par le terme d'*asseoir*, terme dont la véritable signification entendue par très-peu de personnes en a imposé au point que les *jarrets* d'une foule de chevaux sont chaque jour sacrifiés d'après la fausse idée qu'on y attache. Quoi qu'il en soit, on doit penser que dans le cas du trop peu d'étendue des parties dont il s'agit, l'animal est d'autant plus éloigné du point d'union, qu'elle dépendroit totalement ici de la courbure dès-lors forcée des vertebres lombaires, & si les *reins* n'avoient pas assez de longueur, cet éloignement seroit encore plus considérable, à raison de cette complication. Le derriere du cheval en qui cette imperfection réside, est toujours roide, il ne travaille que des *jarrets*, qui situés perpendiculairement relevent sa *croupe* & son *arriere-main*, qu'il lui est comme impossible de plier ; or nul mouvement n'est liant, s'il n'est produit par l'accord de toutes les parties combinées qui doivent être mues. L'inconvénient qui suit la *trop grande longueur* des *hanches* est sensible. Dans tout mouvement de progression de l'animal, il y a constamment une flexion plus ou moins grande, non-seulement de toutes les portions articulées de l'*arriere-main*, mais encore des vertebres des lombes. C'est dans la force & dans la souplesse de ces vertebres que consiste principalement l'action & la beauté des mouvemens du derriere, car le cheval ne peut le baisser & le plier, pour amener ses *pieds* sous lui & près de son centre de gravité, que la courbure & la flexion des vertebres ne soient apparentes : or si les *hanches* ont trop de *longueur*, il est aisé de concevoir que, vu leur étendue & le plis des vertebres & des autres articulations, ces mêmes *pieds* de derriere outre-passeront à chaque pas dans leur portée la piste ou la foulée des *pieds* de devant, ils avanceront au delà du centre de gravité même, & l'animal n'étant pas dans son dégré de stabilité & de force, se montrera & sera nécessairement foible. Le défaut de ces sortes de chevaux est moindre, quand ils ont à monter des montagnes ; l'élevation du terrein s'opposant au port de leurs *pieds* trop en avant, & la facilité naturelle qu'ils ont à s'*asseoir* faisant qu'ils percutent aisément, & que le devant en eux est pour lors chassé & relevé avec plus de véhémence ; mais ils souffrent infiniment, quand il s'agit de descendre, non par la peine qu'ils ont à plier les *jarrets*, mais parcequ'ils sont à tout moment prêts à s'acculer. La saillie considérable des os iléon dans le cheval gras & en bon état forme ce qu'on appelle des *hanches hautes*, & l'animal alors est réputé *cornu*. Cette difformité n'est désagréable qu'à la vue. Quant aux efforts dont on a cru les *hanches* susceptibles, il est aisé de revenir de cette erreur, en considérant dans le cheval ou même dans le poulain un peu avancé en âge l'union intime des os pairs qui forment le bassin ; union qui est telle que non-seulement elle a lieu dans les os

G 2

d'un même côté, mais encore dans ceux du côté opposé, en sorte que ces mêmes os n'en constituent, pour ainsi dire, qu'un seul. Il arrive aussi quelquefois que l'un des iléons semble plus bas que l'autre ; dès-lors les *hanches* paroissent inégales, & l'on dit que le cheval est *épointé* ou *éhanché*. Cet événement, lorsqu'il est accidentel & non un vice naturel de conformation, ne prouve pas le dérangement des os ; il peut être la suite d'un coup, d'un heurt qui y aura occasionné une dépression & un affaissement, ce qui est encore plus facile dans le poulain en qui ces os sont moins compacts.

Des cuisses & des fesses.

47. Nous entendons parler ici sous le terme de *cuisse* de cette partie jusqu'à présent confondue avec ce que nous avons nommé, & ce que l'on doit appeller proprement les *hanches*. Elle est formée, ainsi que nous l'avons dit, par le fémur.

On en examinera,

La *conformation*. Elle doit suivre & accompagner la rondeur des *hanches* ; est-elle applatie ? elle rend, ainsi que nous l'avons déja remarqué, la *croupe tranchante*. Une *chûte*, un *écart* qui le plus communément a lieu en dehors, sont les causes de ce que nous appellons *effort* ; & cet *effort* qui doit être regardé comme un *effort* de la *cuisse*, & non comme un *effort* de la *hanche*, est plus ou moins violent, selon le dégré d'extension des ligamens de cette articulation. L'animal boîte alors plus ou moins bas, il baisse la *hanche* en cheminant, il traîne toute la partie affectée. En ce qui concerne la *luxation* de la *cuisse*, elle paroît être extrêmement difficile à quiconque refléchit sur le nombre

& la force des muſcles & des ligamens qui entourent cet article & ſur la profondeur de la cavité cotiloïde qui reçoit preſque toute la tête du fémur.

Quant aux *feſſes*, elles doivent être proportionnées à la forme de la *croupe*, des *hanches* & des *cuiſſes*.

Des jambes.

48. Nous nommons du nom de *jambes* la partie que l'on a juſqu'à préſent très-improprement appellée du nom de *cuiſſes*, & de même que le femur forme celle-ci, le tibia forme l'autre.

On en conſidérera,

1.° La *longueur* qui doit être proportionnée.

2.° Le *volume*, qui doit être en raiſon de celui des *hanches* & de la *cuiſſe*; ſi cette partie eſt trop longue, ſeche & peu fournie, elle péche contre la beauté. Cette imperfection fait paroître le train de derriere ſerré; elle annonce toujous la foibleſſe de l'animal. La *jambe* doit donc être proportionnément charnue, le cheval en qui elle n'eſt point telle eſt dit *mal gigoté*, ſur-tout ſi le dehors en eſt maigre & le derriere tranchant.

Le *graſſet*, ou plutôt la *rotule*, n'eſt point, ainſi que nous l'avons dit, articulée avec les os qu'elle recouvre. Elle roule, elle gliſſe, elle eſt vacillante, & fait ſur l'éminence antérieure de l'extrémité du fémur l'office de poulie. Elle n'eſt aſſujettie que par les tendons des muſcles extenſeurs de la *jambe*. Lors de leur contraction elle gliſſe ſur la partie inférieure du fémur, elle les éloigne du centre de mouvement, & elle donne dès-lors & ainſi plus de force à leur action. Un mouvement particulier & extraordinaire peut avoir fait ſouffrir une extenſion ou aux fibres des ligamens ou capſulaires ou latéraux, ou aux fibres même des muſcles & des tendons dont nous venons de parler, & alors on dit que le cheval boîte du *graſſet.* On peut s'en aſſurer, en obſervant dans l'animal qui chemine le peu de mouvement de cette partie, la contrainte dans laquelle il eſt de la porter en dehors, & enfin le *traînement* & la lenteur de celles qui lui ſont inférieures.

Quant aux *tendons* ou à la corde tendineuſe, ſupérieure à la tête ou à la pointe du *jarrêt*, ſi elle a ſouffert ou d'un coup, ou d'une extenſion violente, il y a engorgement, douleur dans la partie, difficulté & ſouvent impuiſſance de mouvement.

Des jarrets.

49. Les *jarrets* exigent l'attention la plus ſérieuſe; quelques légers en effet qu'en ſoient les défauts, ils ſont toujours très-nuiſibles. Le mouvement progreſſif de l'animal n'eſt opéré que par la voie de la percuſſion; la machine ne peut être mue & portée en avant qu'autant que les parties de l'arriere-main chaſſant continuellement celles de devant l'y déterminent; or toute imperfection qui tendra à les affoiblir, & principalement à diminuer la force & le jeu du *jarret*, qui d'ailleurs par ſa propre ſtructure eſt toujours plus fortement & plus vivement occupé que les autres parties, ne ſera jamais raiſonnablement enviſagée comme médiocre & d'une petite conſéquence.

On en conſidérera,

1.° Le *volume* qui doit être proportionné au tout dont il fait une portion. De petits *jarrets*, ſont toujours foibles.

2.° La *forme* : ils doivent être larges & plats.

3.° La *force* : des jarrets qui tournent, qui balancent, qui se jettent en dedans quand l'animal chemine, sont ce que nous appellons des *jarrets mols.* Il est des chevaux qui en cheminant portent aussi les *jarrets* en dehors; ni les uns ni les autres ne peuvent être facilement unis, parceque dès que cette partie est hors de la ligne, cette fausse direction la met hors d'état de suffire au poids même de l'animal.

4.° La *distance de l'un à l'autre* : des *jarrets serrés* & dont la pointe ou la tête est très-rapprochée ou se touche, constituent les chevaux que nous nommons *jartés* ou *crochus*, ou *clos du derriere.* Ils ne peuvent s'asseoir que très-difficilement; à la moindre descente leurs *jarrets* se lient, s'entreprennent l'un & l'autre, & le derriere en eux ne peut avoir aucune force.

5.° Le *plis* : quand il est trop considérable, & que la flection de cette partie est telle naturellement que dans le repos, le canon se trouve fort en avant & sous l'animal, nous disons que les *jarrets* sont *coudés*, & il en résulte une seconde espece de chevaux *crochus.* La courbure extrême de ceux-ci met l'animal hors d'état de mouvoir la partie avec aisance. L'un & l'autre de ses *pieds* sont trop près du centre de gravité ou du point milieu du quadrilatéral formé par ses quatre *jambes*, & pour peu que le derriere soit chassé, ils outrepassent ce point de maniere que le cheval ainsi conformé ne peut conserver le juste équilibre d'où dépend la mesure & la facilité de son action. Telle est la source de la foiblesse commune à ces sortes de chevaux, & le vice est bien plus grand, si par une erreur de la nature il ſe trouve joint à celui des *reins* trop longs, des *hanches* trop étendues &c &c.

6.° La *ſubſtance* qui doit être ſéche, les *jarrets* étant bien *évuidés* : des *jarrets charnus*, des *jarrets pleins* ou *gras*, ſont toujours chargés d'humeurs, & ſujets par conſéquent à une multitude de maux.

50. Ces maux outre les engorgemens & les enflures qu'un travail exceſſif & indiſcret peut y produire, & que dans les jeunes chevaux l'attention & le repos peuvent garantir, ſont,

1.° Les *capelets* ou *paſſe-campane* : on nomme ainſi une tumeur mouvante & plus ou moins volumineuſe qui n'intéreſſe que le corps de la peau, & qui ſe montre ſur la tête ou ſur la pointe des *jarrets*. Elle ne préjudicie pas abſolument à l'animal ; mais ſi elle accroît en groſſeur & en conſiſtance, elle peut gêner le mouvement des parties ſur leſquelles elle eſt placée : le trop grand travail, un frottement de cette partie contre quelques corps durs, une gourme à *jetter* ou mal *jettée* en ſont les cauſes ordinaires.

2.° Les *ſolandres* : on appelle de ce nom dans l'extrémité poſtérieure, ce que l'on nomme *malandres* dans les extrémités antérieures. Les *ſolandres* arrivent au plis du *jarret* comme les *malandres* au plis du *genou* ; quand elles ſont tranſverſales on les appelle *rapes*.

3.° Les *veſſigons* : une extenſion violente, un travail forcé, des contuſions, des coups, la propre viſcoſité de la limphe, l'obſtruction des vaiſſeaux &c. &c. occaſionnent le plus ſouvent cette maladie, qui conſiſte en une tumeur molle, indolente & d'un volume plus ou moins conſidérable. Sa ſituation eſt préciſément entre la corde tendineuſe qui paſſe ſur la pointe du *jarret* & la partie inférieure & latérale du tibia. Elle n'eſt viſible que lorſque le cheval porte & s'appuie ſur l'extrémité qui en eſt affectée. Dans le moment de la flexion, elle diſparoît & s'efface ; auſſi les Maquignons ont-ils le plus grand ſoin de ne pas permettre à l'animal qui en eſt atteint un inſtant de repos ſur la partie viciée. Quelquefois cette tumeur eſt double, c'eſt-à-dire, qu'il en eſt une au dedans & l'autre au dehors du *jarret*, c'eſt ce que nous nommons des *veſſigons chevillés*. Ce mal ne donne pas toujours lieu à la claudication ; mais il augmente en vieilliſſant, la tumeur durcit, elle empêche l'animal de mouvoir avec facilité le *jarret*, par la gêne qu'elle cauſe aux ligamens & aux tendons, dont quelquefois auſſi elle occupe la gaine.

4.° La *varice* : on entend par ce mot de *varice* une dilatation arrivant dans l'animal plus fréquemment à la veine ſaphene, dans ſon paſſage à la partie latérale interne du *jarret* ; on aſſigne ordinairement cette ſituation à cette maladie. La dilatation à lieu plus ſouvent en cet endroit, attendu l'action violente & les grands efforts auxquels cette partie ſe trouve obligée. Elle peut s'effectuer auſſi dans d'autres vaiſſeaux du même genre, ſurtout ſi le ſang étant trop épais s'arrête dans une ramification veineuſe quelconque. Le défaut de circulation empêchant le ſang qui ſuit immédiatement celui qui eſt arrêté, de paſſer & de ſuivre ſon cours, & ce ſang qui ſéjourne étant continuellement pouſſé par celui qui ſurvient, forcera inconteſtablement le vaiſſeau & le dilatera. On reconnoît la *varice* à l'inſpection & au gonflement de la veine, en appuyant un doigt ſur le lieu même où l'on obſerve la dilatation ou la tumeur, on la fait disparoître sur le champ, parceque la pression détermine le sang le long du vaisseau. Elle reparoît & se montre de nouveau aussitôt que cette pression cesse. Au surplus, lorsque la dilatation est excessive, elle est accompagnée de douleur. Quelquefois il y a dilatation & relâchement des ligamens capsulaires de l'article; mais cet accident est particulier, & ne tient en aucune façon de ce qu'on appelle proprement *varice*.

5.° La *courbe* qui est une tumeur ou un gonflement du tibia même, à sa partie inférieure & interne. Elle occupe conséquemment celle des apophises condyloïdes qui est de ce même côté. Sa forme est oblongue, elle est plus étroite à sa partie supérieure & à son origine qu'à sa partie inférieure. L'augmentation insensible du gonflement ne peut que gêner l'article, & intercepter peu à peu le mouvement.

6.° Les *éparvins* malheureusement trop communs.

On en a distingué de trois sortes, l'*éparvin sec*, l'*éparvin de bœuf*, l'*éparvin calleux*.

On a désigné par le nom d'*éparvin sec*, une maladie dont l'effet est de susciter une flexion convulsive & précipitée de la jambe qui en est attaquée au moment où elle se meut. Ce mouvement irrégulier est exprimé par le terme de *harper*. Il est très-visible dès les premiers pas que fait le cheval, & jusqu'à ce qu'il soit échauffé; car alors on ne l'apperçoit que très-foiblement, à moins que la maladie ne soit parvenue à un certain période; en ce cas l'animal *harpe* toujours. Un cheval *crochu* avec ce défaut seroit totalement incapable de service. On n'a pas rejetté dans les manéges ceux dans les deux jambes desquels il se rencontre également, parcequ'au moyen de ces prétendus *éparvins*, leurs courbettes en ont paru plus trides & les battues plus sonores; mais tout air & toute allure dont on asseoira la beauté & la justesse sur un défaut même des parties, paroîtra toujours vicieuse à des yeux instruits. Ce mal au surplus qui n'existe point dans le *jarret*, mais dans les muscles même qui servent aux mouvemens de flexion ou dans les nerfs qui y aboutissent, n'occasionne point la claudication. Si le cheval boîte au bout d'un certain temps, c'est qu'il survient au *jarret* fatigué par la continuité de l'action forcée qui résulte de la flexion convulsive dont il s'agit, quelqu'autre maladie.

L'*éparvin de bœuf* est une tumeur humorale qui occupe dans le bœuf presque toute la portion de la partie latérale interne du *jarret*. Elle est produite dans cet animal par des humeurs lymphatiques arrêtées dans les ligamens de l'articulation. Elle est molle dans son origine, mais elle s'endurcit par le séjour de l'humeur qui l'occasionne & qui devient insensiblement plâtreuse. On ne peut pas nier la possibilité de l'existence d'une pareille tumeur dans le *jarret* du cheval; mais s'il s'en trouve affecté, elle est d'une nature qui n'a rien de particulier à cette partie, & elle pourroit également se montrer sur toutes les autres. Ainsi nous dirons que la seule tumeur qui doit véritablement être regardée dans cet animal comme *eparvin*, est celle qui est *calleuse*, & dont le siége est dans l'os même. Elle n'est qu'un gonflement survenu à la portion du canon, que les anciens nommoient *éparvin*, c'est-à-dire, à la partie latérale interne & supérieure de ce même os. Ce gonflement est produit par les mêmes causes que la *courbe*.

7.° Le *jardon*, & suivant quelques auteurs la

jarde; c'est une tumeur ou un gonflement à la partie latérale externe & supérieure du canon. Elle est dure, du même genre & du même caractere que la *courbe* & l'*éparvin*; les suites n'en sont pas moins funestes.

8.° Les *cercles*, ou plutôt le gonflement de toutes les parties qui environnent & qui *ceignent* la partie dont il s'agit. Des coups, des efforts, une hidropisie de l'article, &c. &c. peuvent y donner lieu, & très-souvent ils dégénérent en une *anchilose vraie*, & les os étant soudés, il y a perte totale de mouvement dans le *jarret*.

Quoi qu'il en soit, tous ces maux différens connus jusqu'à présent plutôt par le siege qu'ils occupent que par leur caractere & par leurs causes, survenant à une partie chargée des plus grands efforts à faire, sont toujours fort à craindre, sans parler de ceux auxquels elle peut être sujette conséquemment à ces mêmes efforts, & qui n'ont point reçu de dénominations propres & particulieres.

Du canon ou des extrémités posterieures & inférieures.

51. Nous avons déja compris dans l'extrémité postérieure, (art. 8.) toutes les parties dont elle est formée, & qui doivent répondre au corps de l'animal & aux parties qui constituent les extrémités antérieures, soit par leur largeur, soit par leur longueur, soit par leur épaisseur.

Nous avons donc à examiner,

1.° Le *canon* sujet aux mêmes infirmités que celui des jambes de devant, c'est-à-dire, à des *suros simples*, à des *suros chevillés*, à des *suros près des tendons*, à des *suros près de l'articulation*, à des *osselets*, à des *fusées*.

2.° Le *tendon* qui peut être *failli*, qui peut avoir été *féru*, qui doit être comme celui de l'extrémité antérieure, ferme, détaché de l'os, sans enflure, &c. & qui peut être affecté dans sa longueur d'une *gale crustacée* & quelquefois *coulante*, que nous désignons par le terme d'*arrêtes* ou *queue de rat*; soit qu'il n'y ait pas d'écoulement de matiere, soit que les croutes en soient humides, ou visqueuses. Ce mal n'arrive aux jambes de devant que dans les chevaux épais, chargés d'humeurs, & dont les extrémités sont garnies d'une grande quantité de poils. Quelques auteurs l'ont fait connoître par le nom de *grappes*.

3.° Les *boulets*. Ils ne sont pas exempts de *molettes*. Au contraire elles sont ici beaucoup plus communément sur le *tendon*, & elles acquierent plus fréquemment de la dureté. On y rencontre aussi des *osselets*, des marques d'*entretaillure*, des *entorses*, des *luxations* plus dangereuses que dans les *boulets* de devant, à raison du travail de ceux dont nous parlons, & de l'affluence plus considérable des humeurs. Un vice intérieur, des coups sur le *tendon*, des meurtrissures donnent souvent lieu à une tumeur connue sous le nom impropre de *javart nerveux* du *boulet*. On a compté trois autres especes de *javart*; le *javart simple* qui se montre particulierement & le plus souvent sur le derriere du *paturon*, le cheval en boîte, mais les suites n'en sont point à craindre; un second *javart* aussi improprement dit *javart nerveux*, qui a son siege à l'interieur ou à l'extérieur du *pâturon* sur un des tendons de cette partie; enfin le *javart encorné* situé près de la *couronne* au-dessus d'un des *quartiers*, plus souvent sur celui de *dedans* que sur celui de *dehors*, il peut, ainsi que l'*atteinte encornée*, occasionner de vrais ravages dans l'intérieur du *pied*. Toutes ces tumeurs sont au surplus dans le cheval les mêmes que celles que nous appellons *furoncles* dans l'homme. Nous ne devons pas oublier cette humeur puante, cette sanie qui sans ulcérer les parties, suinte d'abord à travers les pores, & que nous nommons *eaux aux jambes*. Dans le principe elle se montre aux *paturons*; à mesure de ses progrès, elle s'étend en montant jusqu'aux *boulets* & même jusqu'au milieu du *canon*, & elle cause l'enflure totale de l'extrémité. Quant à ce que l'on appelle *porreaux*, ils se présentent comme des especes de verrue qui viennent également sur les *boulets* & sur les *paturons*. Ils se propagent quelquefois jusques sur le *canon*, d'autrefois jusques sur la *fourchette*; leur multiplicité est plus dangereuse que leur volume. Souvent ils reparoissent après avoir été détruits; souvent aussi le poil tombe tout au tour & les laisse à découvert; il y a de la difficulté à les guérir radicalement. En ce qui concerne les *mules traversines*, appellées par quelques-uns *mules traversieres*, on donne ce nom à des especes de *crevasses*, d'où suinte une sérosité fœtide, & qui sont situées sur le derriere du *boulet*. Celles qui descendant dans le *paturon* paroissent affecter les *tendons* ont été dites par corruption *mules nerveuses*. Les unes & les autres sont toujours douloureuses & ne se guérissent pas facilement, attendu que l'animal en marchant meut, étend & plie successivement l'articulation, ce qui les ouvre, les referme & les irrite sans cesse.

4.° Le *paturon*. Cette partie peut de même que celle du devant être trop longue ou trop courte, & le cheval *long-jointé* ou *court-jointé* de l'extrémité antérieure, l'est ordinairement du derriere. Le premier de ces défauts est suivi des inconveniens dont nous avons déja parlé, (art. 36.) Le second conduit le cheval à être *droit sur ses membres* & à devenir avec le temps *juché* ou *rampin* ; alors le *boulet* se porte tellement en avant que l'animal marche & repose sur la *pince*. Les mulets sont extrêmement sujets à être *rampins* ; quelques-uns, au lieu de mettre ce terme en usage, disent pour exprimer la derniere de ces imperfections que l'animal est *pinçard*. Le *paturon* est encore ici sujet aux *formes*, aux *luxations*, à des *atteintes* de trois especes, à des *crevasses* qui en attaquent le plis, à l'ulcere nommée *crapaudine*, (art. 36.) Il en est un d'un autre genre que ce dernier, qui porte le même nom, & qui provenant de causes internes est infiniment plus dangereux. Il est situé comme l'autre sur le devant du *paturon* directement au-dessus de la *couronne*. Il commence par une espece de gale d'environ un pouce de diametre ; le poil tombe, la matiere qui en découle est extrêmement fœtide, & quelquefois si âcre & si corrosive, qu'elle provoque la chûte du *sabot*. Les chevaux chargés de poils & d'humeurs, qui travaillent dans la boue, en sont plutôt atteints que des chevaux fins. Cet ulcere donne lieu à des *soyes* ou *pieds de bœuf*. Tout cheval au surplus qui se prend de maniere ou d'autre dans la longe ou dans les cordes de son licol, & qui s'est meurtri ou ecorché le plis du *paturon* est dit s'être *enchevêtré*, du mot de *chevêtre* qui signifioit anciennement licol.

5.° La *couronne*. L'enflure de cette partie, le hérissement de ses poils, une crasse farineuse, une humeur fœtide suintant de cette partie sont des symptomes assurés de la maladie à laquelle on a donné le nom de *peignes*. Les *peignes* sans suintement sont nommés *peignes secs*. Les *peignes* avec écoulement sont nommés *peignes humides*. Il est encore une autre maladie semblable à celle-ci, qui se manifeste par de petites *crevasses* autour de la *couronne*, & que l'on connoît sous la dénomination de *mal d'ane*; l'animal en boîte continuellement, & il est à craindre que la démangeaison ne l'incite à y porter la dent, ce qui pourroit lui occasionner non-seulement un dégoût, mais une espece de dartre & des ulceres à la langue & aux autres parties de la *bouche*.

6.° Les *pieds*. L'ongle doit être ici comme celui des *pieds* antérieurs, les postérieurs étant néanmoins sujets à moins d'infirmités qu'eux, parce-qu'ils sont continuellement humectés. Ils sont aussi en proie à des *soies*, sur-tout dans les chevaux *rampins*; on y découvre encore des *crapauds*, des *cerises*, des *teignes*, la *pourriture de la fourchette*, &c. &c. & l'*étonnement du sabot* est en eux très fréquent, sur-tout eu égard à des chevaux enclins à ruer.

De la queue.

52. On considérera dans la *queue*,

1.° Sa *position*. Elle ne doit être ni trop haute, ni trop basse; quand elle est trop élevée, la *croupe* paroît pointue; quand elle est trop basse, la difformité est visible, mais nous ne dirons pas qu'elle annonce alors, comme on l'a prétendu, la foiblesse des *reins* de l'animal.

2.° Le *tronçon* qui doit être d'un certain volume, ferme & fourni de crins. Une *queue* qui en est dégarnie est appellée *queue de rat*. Une espece de dartre qui cause de grandes démangeaisons les rongent quelquefois; souvent aussi ces démangeaisons proviennent

proviennent des faux crins qui croissent sur le *tronçon*, & qui sont extrêmement gros & courts, car nous voyons qu'elles cessent, lorsqu'ils ont été arrachés.

3.° Le *port*, l'animal devant la porter horisontalement, c'est ce que nous exprimons, en disant qu'il la *porte en trompe*.

Des poils ou des robes, des balsanes & des différentes marques naturelles.

53. La variété des *robes* ou des *poils* dans les animaux, n'est qu'un jeu de la nature & ne sauroit être un indice de leur bonne ou de leur mauvaise organisation. Toutes les conséquences qu'on en a voulu tirer sont fausses, elles ont été démenties mille fois; & il paroît en général qu'aujourd'hui la raison l'a emporté à cet égard sur le préjugé, & qu'on est assez universellement convaincu que de tous *poils* & de toutes *marques*, il est de bons chevaux.

Nous divisons les *poils* dont tout le corps du cheval est revêtu, en *simples* & en *composés*.

Les *poils simples* sont ceux dont la couleur est uniforme. On ne dit jamais néanmoins qu'un cheval est d'une telle couleur, mais on dit un cheval de tel *poil*, de telle *robe*.

Nous appellons *poils composés* ceux qui nous montrent un mêlange confus ou distinct de couleurs différentes.

Parmi les *poils simples* nous comptons,

1.° le *poil bai*, c'est-à-dire, celui dont la couleur approche de celle d'une châtaigne. Il est plus ou moins clair, plus ou moins obscur ou foncé,

& de ces nuances dérivent en partie les *bais* suivans. Tout cheval *bai* a au surplus les crins & le fond des extrémités, c'est-à-dire, des quatres jambes *noires* ; autrement il ne seroit pas *bai*, il seroit *alzan*, ainsi c'est une sorte de pléonasme en cavalerie, que d'exprimer cette condition dans un signalement, à l'exemple de beaucoup de connoisseurs qui écrivent *bai*, les *extrémités noires*.

2.° Le *bai châtain* : il approche le plus de celui que nous venons de définir.

3.° Le *bai clair*, la nuance en est moins foncée.

4.° Le *bai doré*, il tire sur le jaune.

5.° Le *bai brun*, il est presque noir. Il a communément les flancs, le bout du nez & les fesses d'un roux éclatant quoiqu'obscur, alors le cheval est dit *marqué de feu*. Si cette espece de *poil jaune* est au contraire mort, éteint & blanchâtre, on dit que le cheval est *bai-brun*, *fesses lavées*.

6.° Le *bai à miroir* ou mirouetté : on y observe des marques plus brunes ou plus claires qui rendent la croupe pommelée, & qui la différencient en partie du fond général de la robe.

7.° Les *poils blancs* : Il est un *blanc pâle*, il est un *blanc luisant* : on ne croit pas qu'il y ait des chevaux nés véritablement *blancs* ; les chevaux gris deviennent tels en vieillissant.

8.° Le *poil noir* : on en admet de deux sortes, l'un qui n'est pas parfaitement noir & qui a un œil un peu roussâtre ; celui-ci est dit *noir mal teint* ; l'autre qui est d'un noir véritable & vif, il est dit *noir jayet* : le premier de ces poils est infiniment plus commun que l'autre.

9.° Le *poil alzan* : il tient en partie du fond des divers *poils bais* : il a aussi divers nuances ; mais les extrémités n'en sont pas *noires*. L'*alzan clair* est blond ou doré ; lorsque les *crins* en sont *blancs*, le cheval eſt dit *alzan poil de vache*. Quant à l'*alzan brûlé*, il eſt extrêmement brun, obſcur & foncé.

Du reſte tout cheval *noir*, ou *bai*, ou *alzan*, ſur la *robe*, & ſurtout ſur les flancs duquel il eſt des *poils blancs* ſemés ça & là, eſt dit cheval *rubican*.

Les *poils composés* ſont,

1.° Le *poil gris* : le fond en eſt *blanc* mêlé de *noir*: en général ſa variété naît, ou du plus ou du moins de *noir*, ou de la différence des places que cette derniere couleur occupe.

2.° Le *gris ſale* : le *poil noir y* domine : ſi les *crins* de l'animal ſont *blancs*, la *robe* en eſt d'autant plus belle.

3.° Le *gris brun* : le *noir y* eſt en moindre quantité que dans le *gris ſale*; mais cette couleur l'emporte encore ſur le *blanc*.

4.° Le *gris ſanguin*, ou *rouge* ou *vineux*; c'eſt un *gris* mêlé de *bai* dans tout le *poil*.

5.° Le *gris argenté*: cette *robe* préſente un *gris* vif, peu chargé de *noir*, mais dont le fond *blanc* eſt extrêmement brillant.

6.° Le *gris pommelé* : on le reconnoît à des marques aſſez grandes, de couleur *blanche* & *noire*, parſemées à diſtances aſſez égales, ſoit ſur le corps ſoit ſur la croupe.

7.° Le *gris tiſonné* ou *charbonné*: la *robe* en eſt chargée de taches irrégulierement éparſes de côté & d'autre, comme ſi le *poil* eût été noirci avec un *tiſon*.

8.° Le *gris tourdille* : il forme un *gris ſale* approchant de la couleur d'une grive.

9.° Le *gris étourneau* : il a été nommé ainſi par ſa reſſemblance à la couleur du plumage de cet oiſeau.

10.° Le *gris truité* ou le *tigre* : le fond blanc en

est mêlé ou d'*alzan* ou de *noir*, semé par petites taches assez également répandues sur tout le corps. Cette *robe* est encore nommée *gris moucheté*.

11.° Le *gris de souris* : il est semblable à la couleur du poil de cet animal. Quelquefois les jambes & les jarrets sont tachés de plusieurs raies *noires* ; quelquefois il en est une sur le dos. Quelques uns de ces chevaux ont les *crins* d'une couleur claire ; les autres les ont *noirs* ainsi que la queue.

12.° Le *rouan ordinaire* : il est mêlé de *blanc*, de *gris* & de *bai*.

13.° Le *rouan vineux* : il est mêlé d'*alzan* ou de *bai doré*.

14.° Le *rouan cap* ou *cavessé de more* : c'est une *robe rouan*, mais cette distinction n'a lieu que lorsque l'animal a la *tête* & les extrémités *noires*.

15.° L'*isabelle* : le *jaune* & le *blanc* composent cette *robe*, mais la premiere couleur y domine ; ses nuances sont telles qu'il en est de plus clair, de plus doré, de plus foncé. Quelquefois les *crins* & les extrémités sont *noires* ; souvent la *raie de mulet* s'y rencontre.

16.° Le *louvet* ou le *poil de loup* : ce *poil* est un *isabelle* foncé, mêlé d'*isabelle* roux ; le tout approchant de la teinte & de la couleur du *poil* d'un loup. souvent ces sortes de chevaux ont la *raie noire* sur le dos, avec les extrémités *noires* : plusieurs cependant n'ont pas ces différentes marques.

17.° Le *soupe de lait* : il est d'un *jaune* clair & *blanc* ; cette seconde couleur y domine. On en a vu avec les *crins* & les extrémités *noires* ; mais ces sortes de *poils* accompagnés ainsi, sont infiniment rares. La plupart des chevaux *soupe de lait* ont la peau très-délicate, & le plus communément ils ont du *ladre*, c'est-à-dire, que les environs de leurs yeux & de leurs nazaux, séparément ou ensemble, sont dépourvus de *poils*. On n'y voit qu'une chair rouge ou fade, mêlée souvent dans des chevaux de toute autre *robe* ayant du *ladre* aussi, de quelques taches plus ou moins obscures.

18.° Le *poil de cerf* ou le *poil fauve*: il tire son nom de la couleur du pelage du cerf. Plusieurs chevaux de ce poil ont la raie *noire*, ainsi que les *crins* & & les extrémités.

19.° Le *pie*: il est interrompu par de grandes taches d'un poil totalement différent, surtout à l'épaule & à la croupe. Si ces taches sont *noires*, le cheval est *pie noir*; si elles sont *alzanes*, le cheval est *pie alzan*; si elles sont *baies*, il est *pie bai*.

20.° L'*auber*, le *mille fleurs* ou *fleur de pêcher*: c'est un mélange assez confus de *blanc*, d'*alzan* & de *bai*, le tout ressemblant à la fleur de *pêcher*.

21.° Le *poil porcelaine*: il n'est pas commun.

54. Nous appellons du nom général de *marques*, diverses particuliarités que l'on observe dans les *robes*.

Telles sont,

1.° Les *balsanes* qui ne sont autre chose qu'un changement en *blanc* de la couleur du fond de de la *robe*, ou dans les quatre extrémités, ou dans trois ou dans deux, ou dans une. Anciennement on appelloit *travat*, le cheval dont deux extrémités du même côté étoient *blanches*; *trastravat*, celui dont le pied de devant d'un côté, & celui de derriere de l'autre, étoient *balsans*, & *arzel*, le *balzan* du pied du hors montoir de derriere; toutes ces expressions sont à présent hors d'usage;

nous disons *balsan* des quatre extrémités, ou du montoir ou du hors montoir, ou du montoir de derriere & des extrémités antérieures &c. &c. Quant à la jonction du *poil blanc* du *canon* ou du *boulet* avec la couleur générale de la *robe*, s'il se trouve des irrégularités en pointe comme des dents de scie, ces irrégularités empruntant de la *balsane* & du fond du *poil*, la *balsane* est dite *dentelée*: si elle est tachetée de *noir*, elle est dite *herminée* ou *mouchetée*: si elle monte & s'étend, ou près du *genou* ou près du *jarret*, & même au-dessus, on dit que le cheval est *chaussé haut*, *chaussé trop haut*.

2.° L'*étoile* ou la *pelotte*. Voyez (art. 12) si elle descend un peu, on l'appelle *étoile prolongée*; si elle se propage le long du *chamfrein*, ou si ensuite de cette marque le chamfrein est couvert de *poils blancs*, l'animal est dit *belle face*: si la levre antérieure est noyée dans le *blanc*, on dit que l'animal *boit dans son blanc*, *dans du lait*. Si le bout du nez est seulement taché d'une bande de *poils blancs* forte étroite, cette bande est dénommée *lisse*, & en signalant le cheval, on ajoute *lisse* au bout du nez &c. &c, Du reste, *voyez* encore (art. 12.), ce qui a été dit sur les chevaux *zains*.

3.° Les *épis* ou *molettes* naissant selon quelques-uns, d'une espece de frisure naturelle du *poil* qui se relevant sur un *poil* couché, forme une marque approchante de la figure d'un *épi de bled*. D'autres ne les envisagent que comme un retour ou un rebroussement de *poils*. De quelque maniere que la chose soit, les *épis* ne sont dûs qu'à la configuration des pores. On les divise en ordinaires & en extraordinaires. Les *épis ordinaires* sont ceux qui se trouvent indifféremment & indistinctement ſur tous les chevaux. Les *épis extraordinaires* ſont ceux qui n'étant pas communs, ont mérité de la part des eſprits foibles & crédules une attention particuliere. L'*épée romaine* qui régne tout le long de l'*encolure* près de la *criniere*, tantôt des deux côtés, tantôt d'un ſeul, eſt de ce nombre, ainſi que les trois *épis* ſéparés ou joints enſemble que l'on voit quelquefois ſur le front de l'animal.

4.° Enfin le *coup de lance*, ou la cavité ſans cicatrice que l'on remarque quelquefois au devant, quelquefois au bas du *bras*, & quelquefois à l'*encolure*. Elle eſt plus commune, ſelon quelques-uns, dans les chevaux *Turcs*, dans les chevaux *Barbes* & dans les chevaux d'*Eſpagne* que dans les autres, ce qui ſembleroit ſe concilier avec la fable ridicule qu'on a débitée à ce ſujet.

Fin de la premiere Partie.